Sara Tamiris da Silva Costa
Higo José Neri da Silva
Aldenora Maria Ximenes Rodrigues

Techniques générales en hématologie :

Sara Tamiris da Silva Costa
Higo José Neri da Silva
Aldenora Maria Ximenes Rodrigues

Techniques générales en hématologie

:

simplifier le CBC

ScienciaScripts

Imprint

Any brand names and product names mentioned in this book are subject to trademark, brand or patent protection and are trademarks or registered trademarks of their respective holders. The use of brand names, product names, common names, trade names, product descriptions etc. even without a particular marking in this work is in no way to be construed to mean that such names may be regarded as unrestricted in respect of trademark and brand protection legislation and could thus be used by anyone.

Cover image: www.ingimage.com

This book is a translation from the original published under ISBN 978-620-2-80722-7.

Publisher:
Sciencia Scripts
is a trademark of
International Book Market Service Ltd., member of OmniScriptum Publishing Group
17 Meldrum Street, Beau Bassin 71504, Mauritius
Printed at: see last page
ISBN: 978-620-3-50633-4

Co-auteurs :

Prof. Dr. Carla Schwengber ten Caten. Postdoctorat (2020) à l'Université de
Californie du Sud
(USC) aux États-Unis, postdoctorat (2002) à l'Université fédérale de Rio
Grande do Sul - UFRGS, doctorat en ingénierie des matériaux (1999) par PPGE3M/UFRGS,
maîtrise en ingénierie de la production (1995) par PPGEP/UFRGS, licence en
ingénierie civile (1992) par UFRGS et diplôme en éducation physique
(1989) par l'Institut méthodiste de Porto Alegre-IPA (1989), Porto Alegre, RS. Elle est
professeur à l'
université fédérale de Rio Grande do Sul et est actuellement directrice de l'école d'ingénierie
de l'UFRGS (depuis 2020).

Prof. Dr. Cláudio José Müller. Titulaire d'un diplôme en chimie industrielle de l'Université
fédérale de
Rio Grande do Sul (1992), d'une maîtrise en ingénierie de la production de l'Université fédérale
de Rio Grande do Sul (1992) et d'un diplôme d'ingénieur de la production de l'Université
fédérale de Rio Grande do Sul (1992).
Université fédérale de Rio Grande do Sul (1996) et doctorat en ingénierie de la production de l'
Université fédérale de Rio Grande do Sul (2003). Il est actuellement professeur adjoint IV à l'
université fédérale de Rio Grande do Sul. Il a travaillé principalement sur les
sujets
suivants
: gestion des coûts, évaluation des performances, gestion des processus
, planification stratégique et analyse des investissements.

M. João Francisco da Fontoura Vieira. Il est titulaire d'un diplôme en ingénierie de la
production
(2011), d'un master en ingénierie de la production (2014). A mené des recherches dans les
domaines de la

1

gestion des services, du développement des services et de la conception des services. Il est
actuellement directeur du
bureau des processus de l'université fédérale de Rio Grande do Sul. Travaille dans le domaine
de la
gestion des processus (également connu sous le nom de gestion des processus d'
affaires ou BPM).

MERCI

Mes plus sincères remerciements à tous ceux qui ont contribué d'une manière ou d'une autre à la réalisation de ce travail, mais il convient de citer certaines personnes en particulier :

À mes filles Anabel et Betina, qui sont ma plus grande motivation et ma source d'inspiration pour toujours rechercher le meilleur, dans tous les sens de la vie.

A ma famille, pour les valeurs transmises et l'incitation à étudier.

Au professeur Cláudio Müller pour ses conseils, son soutien et pour m'avoir fait m'intéresser de plus en plus aux processus d'entreprise. Je peux dire que vous êtes un enseignant dans le vrai sens du terme et avec toutes les majuscules.

Au professeur Carla ten Caten, qui, malgré toutes ses exigences et responsabilités institutionnelles, m'a toujours guidée et a répondu à toutes mes questions. Vous êtes un exemple d'enseignant et de manager, peu savent si bien exercer ces deux rôles.

Aux amis et collègues Gabriela et João pour m'avoir initié à la gestion des processus et pour avoir soutenu toutes les initiatives BPM au Campus Litoral.

A Vanessa pour tout le soutien, tu es un diamant !

A l'*enseignante* Gerusa pour avoir rendu possible la réussite à mon examen de compétence UFRGS, avec ses cours non conventionnels.

Aux chers membres du panel, pour leurs précieuses contributions qui ont permis l'amélioration significative de ce travail.

A la direction du Campus pour le soutien et l'encouragement dans l'exécution du travail et à la direction de l'UFRGS pour la création de ce projet spécial pour les serveurs, qui a grandement contribué au développement institutionnel.

A tous les collègues (personnel technique-administratif et enseignant) du Campus Litoral, pour leur volonté de participer à la recherche et pour les excellentes contributions. Sans vous, rien ne serait possible. Ce travail est le nôtre !

RÉSUMÉ

Plusieurs avantages peuvent être attendus de la mise en œuvre du BPM (*Business Process Management*). Du point de vue de l'organisation, elle peut améliorer la compréhension de l'ensemble et des initiatives de changement ; quant au client, elle peut générer des impacts positifs et des améliorations de sa satisfaction ; quant à la direction, elle peut optimiser sa performance et l'analyse de l'impact de ses actions. Quant aux employés, elle peut générer une plus grande sécurité et une meilleure prise de conscience de leurs rôles et responsabilités, une bonne utilisation des outils de travail, ainsi qu'une visibilité et une reconnaissance. Certains aspects fondamentaux de la mise en œuvre du BPM sont la définition des processus clés sur lesquels l'organisation doit se concentrer, mais pour atteindre cet objectif, il est nécessaire de définir préalablement son architecture et son portefeuille de processus. Ces définitions permettent aux organisations de comprendre comment elles génèrent de la valeur pour leurs clients et peuvent permettre un alignement entre la stratégie, les processus et les systèmes. Ce travail vise à définir une méthode de priorisation des processus pour les initiatives d'amélioration dans les établissements fédéraux d'enseignement supérieur (IFES). Il a été utilisé comme fondement théorique des concepts et des études liés à la *gestion des processus d'affaires* (BPM), à la gestion publique, à la prise de décision et aux critères de priorisation. La méthodologie de recherche utilisée était une approche qualitative, de nature descriptive-exploratoire, utilisant la méthode *Design Science Research* (DSR) pour le développement d'un artefact de hiérarchisation des processus impliquant des critères définis sur la base de la littérature étudiée. L'étude a présenté le résultat de l'application de l'artefact, après sa validation et son achèvement par des experts en BPM et d'autres participants à la recherche. Il a été possible de définir les processus prioritaires pour les initiatives d'amélioration dans le contexte étudié. Cette étude peut être appliquée dans des organisations similaires, à condition que les ajustements nécessaires soient apportés au contexte organisationnel. Les principales contributions de ce travail se concentrent sur le fait qu'il fournit des subventions pour faciliter la définition des processus clés des organisations d'enseignement supérieur, à la recherche de la génération de valeur pour leurs clients, les rendant ainsi plus compétitifs.

Mots clés : Architecture de processus. Gestion des processus d'affaires. Priorité des processus

ABPMP - *Association of Business Process Management Professionals (Association des professionnels de la gestion des processus d'affaires)*

AP - Architecture des processus

APQC - *Centre américain de productivité et de qualité*

BICT - Baccalauréat interdisciplinaire en sciences et technologie

BPI - *Amélioration des processus d'affaires*

BPM - *Gestion des processus d'affaires*

BPMN - *Modèle et notation des processus d'entreprise*

CBOK - *Corps commun de connaissances*

CEPE - Conseil de l'enseignement, de la recherche et de la vulgarisation

CGU - Office of the Comptroller General (Bureau du contrôleur général)

COCEPE - Coordinating Council for Teaching, Research and Extension (Conseil de coordination de l'enseignement, de la recherche et de la vulgarisation)

COMGRADs - Commissions de graduation

COREDE - Conseil de développement régional

CPA - Comité d'évaluation

DAA - Division des services aux étudiants

DoDAF - *Cadre d'architecture du ministère de la défense*

DSR - *Recherche en sciences du design*

EAD - Enseignement à distance

EP - Bureau des processus

EPM - *Gestion des processus d'entreprise*

ERP - *Planification des ressources de l'entreprise*

CSF - Facteurs critiques de succès

FEAF - *Cadre fédéral d'architecture d'entreprise*

Gespública - Programme national de gestion publique et de débureaucratisation

IFES - Institutions fédérales d'enseignement

IGOE - *Inputs, Guides, Outputs, Enablers (entrées, guides, sorties, catalyseurs)*

KPIs - *Indicateurs clés de performance*

MEC - Ministère de l'éducation

MODAF - *Cadre d'architecture du ministère de la défense*

MRV - Modèle de référence de la valeur

NAU - Unité d'évaluation des unités

NDEs - Structuration des centres d'enseignement

NFI - Nucléus financier unitaire

OE - Objectifs stratégiques

OMG - *Groupe de gestion des objets*

PAAQ - Plan d'achat annuel

PAINT - Plan d'audit interne annuel

PCF - *Cadre de classification des processus*

PDCA - *Planifier, faire, vérifier et agir*

PDI - Plan de développement institutionnel

PE - Planification stratégique

R&D - Recherche et développement

PEG - Programme spécial d'obtention de diplôme

PSS - Contribution au plan de sécurité sociale du serveur SCOR - Modèle de référence des opérations de la chaîne de valeur TCU - Cour fédérale des comptes

IT - Technologie de l'information

TIC - Technologies de l'information et de la communication

TOGAF - *Cadre d'architecture de l'Open Group*

RÉSUMÉ

1 INTRODUCTION

Le BPM offre une vision large des opérations commerciales, comprenant tout le travail effectué pour fournir le produit ou le service du processus, quels que soient les domaines fonctionnels ou les sites impliqués (ABPMP, 2013). La méthodologie BPM permet une vue intégrée de la gestion du cycle de vie des processus, maximisant l'efficacité et l'efficience de l'entreprise grâce à des contrôles, à l'agilité dans les changements, à la visibilité de l'exécution et à l'optimisation par l'amélioration continue. Les principes fondamentaux de la BPM mettent l'accent sur la visibilité, la responsabilité et l'adaptabilité des processus afin d'améliorer constamment les résultats et de mieux répondre aux défis d'un environnement commercial mondialement diversifié (ABPMP, 2013). Dans le contexte du BPM, un processus métier est un travail qui apporte de la valeur aux clients ou qui soutient/gère d'autres processus. Ces processus peuvent être présents partout dans l'institution, sans dépendre de fonctions ou de domaines spécifiques (WHITE, 2008).

Dans le contexte des établissements fédéraux d'enseignement supérieur (IFES), la demande de services publics résulte de la participation considérable de l'État à l'économie, qui, associée à la nécessité de rendre compte de la gestion de ses ressources, vise à répondre aux besoins des citoyens. Pour cette raison, il a été exigé une performance plus responsable, efficiente et efficace de ses agents publics, dont les actions sont guidées par des règles, des règlements et des principes qui déterminent que leurs actions sont planifiées et transparentes, afin de prévenir les risques et les déviations qui peuvent déclencher la compromission des programmes gouvernementaux. Pour permettre ces pratiques, certaines institutions publiques, notamment les établissements d'enseignement fédéraux (IFES), ont adopté l'utilisation de la gestion des processus d'affaires, ou *Business Process Management* (BPM), comme moyen de rendre leurs politiques publiques plus efficaces.

Les IFES sont des entités liées au ministère de l'éducation (MEC) et gérées par celui-ci. Ils sont configurés comme des organes d'exécution des programmes et des politiques publiques de l'enseignement supérieur et doivent développer des structures intégrées de planification stratégique et de gestion publique afin de répondre efficacement aux demandes sociales (BRASIL, 2004). À cette fin, ils doivent utiliser les instruments institutionnalisés par le MEC, tels que le plan de développement institutionnel (PDI) et le plan de gestion de chaque université. Selon le plan de gestion de l'IES étudié, 2016-2020, certains de ses objectifs organisationnels sont : étendre et améliorer les pratiques de gouvernance institutionnelle ; structurer le domaine de la gouvernance publique, définir un ensemble de mécanismes de leadership, de stratégies et de contrôle pour évaluer, diriger et surveiller la gestion.

Comme un moyen de développer la gestion organisationnelle, le plan de gestion de l'IES étudié prévoit la mise en œuvre de l'architecture des processus d'affaires, par le développement d'une représentation structurée de haut niveau des processus de l'Université, établissant un mécanisme coordonné pour les transformations et les améliorations de la même. Son PDI 2016-2026, quant à lui, prévoit le développement de l'environnement institutionnel, des actions qui concernent la gestion, les infrastructures, les TIC (technologies de l'information et de la communication), les personnes, la durabilité et la communication, sur la base de la synergie entre les différents domaines organisationnels. Il en déduit que pour parvenir à l'alignement des efforts, il est nécessaire de partager les mêmes orientations et visions de l'avenir. L'IES doit développer de nouveaux modèles de travail entre les domaines d'action et les domaines administratifs, en allant vers une plus grande institutionnalisation et intégration de ses activités et services.

Une voie mentionnée dans l'IDP de l'IFES étudié, pour atteindre cet objectif, est l'institutionnalisation de la gestion des processus d'opération des activités finales et durables de l'organisation, en plus de suggérer que tous les niveaux du processus de gestion doivent être évalués de manière continue, en mettant en évidence la trajectoire et en permettant des ajustements et des réorientations, si nécessaire. À cette fin, l'IFES a encouragé la gestion par les processus, à travers la méthodologie de la gestion des processus d'affaires - BPM (*Business Process Management*), qui peut être définie comme un ensemble de concepts, de méthodes et de techniques qui soutiennent la découverte, l'analyse, la reconception, l'exécution, le suivi et le contrôle des processus d'affaires (DUMAS *et al.*, 2013 ; MEYER *et al.* , 2013).

Selon le PDI 2016-2026, il est destiné à répondre à la complexité des processus de l'enseignement supérieur, pouvant avoir un impact sur les dimensions éducatives (de nature formative, visant à l'attribution de jugements de valeur et de mérite pour l'augmentation de la qualité et de la capacité d'émancipation), ainsi que la régulation, avec des fonctions de supervision et d'inspection de l'IFES, ces propres fonctions de l'État, répondant ainsi aux souhaits de la communauté universitaire et des membres de la société, des instances institutionnelles nationales et internationales.

En outre, il est prévu de discuter le sujet sous l'égide des pratiques recommandées par le *Business Process Management* (BPM) et de rendre disponible les connaissances acquises, afin de permettre une amélioration des activités par les institutions qui les utilisent et, de développer la base pour l'utilisation de ces pratiques par d'autres institutions qui ont une nature similaire à l'organisation analysée.

1.1 SUJET ET PROBLÈME DE RECHERCHE

Au cours des dernières décennies, avec l'augmentation du nombre d'établissements d'enseignement supérieur au Brésil, tant privés que publics, la concurrence dans ce segment s'est accrue. Cependant, avec la crise économique et politique actuelle, les ressources fournies par le gouvernement à ces institutions sont de plus en plus limitées. Afin d'éliminer les activités qui n'apportent pas de valeur ajoutée à ces organisations, il est nécessaire de rendre leur flux de processus plus efficace et efficient. Pour répondre à la demande de modernisation de la fonction publique, des initiatives telles que le programme national de débureaucratisation ont vu le jour au Brésil à la fin des années 1970, dans le but de lutter contre les excès des exigences formelles, souvent inutiles, qui pouvaient retarder ou empêcher les citoyens de recevoir des services.

Ces initiatives apparaissent au niveau mondial comme des réponses aux demandes croissantes de la société pour des services publics de meilleure qualité et pour des changements effectifs dans la réalité sociale, économique et environnementale. Tout cela dans un environnement marqué par le renforcement de la citoyenneté, l'élargissement des fonctions économiques et sociales de l'État, le développement technologique et la mondialisation de l'économie (MACROPLAN, 2005). Une autre initiative importante a été la création du Programme national de gestion publique et de débureaucratisation (Gespública), qui résulte de la maturité du premier programme cité, en vue d'améliorer la qualité des services publics et d'accroître la compétitivité du pays par la simplification des processus, des procédures et des routines, afin d'ajouter de la valeur au service fourni par l'État.

Dans les établissements fédéraux d'enseignement supérieur, en particulier, l'une des contributions les plus efficaces du programme Gespública a été la mise en œuvre du BPM, ou gestion des processus d'entreprise. Malgré la discontinuité du programme depuis 2016, plusieurs IFES ont suivi avec le BPM et progressivement beaucoup rejoignent dans le but d'avoir une vision claire de leurs processus pour procéder à des initiatives d'amélioration, dans le but ultime de remplir sa mission organisationnelle pour avoir une bonne performance dans la prestation de leurs services à la communauté.

Pour faciliter la réalisation de cet objectif, le BPM connecte l'organisation à une perspective d'intégration, en fournissant une méthode pour évaluer et gérer les processus de l'organisation dans une vue consolidée, et une structure de travail pour la gouvernance qui permet d'établir les priorités de transformation (ABPMP, 2013). L'analyse de l'implémentation du BPM dans un IFES, d'un point de vue pratique, et en utilisant comme base un modèle spécifique pour le type d'organisation étudiée, peut apporter plusieurs bénéfices à ce secteur d'activité, en mettant en discussion plusieurs variables qui conditionnent ou bénéficient de l'implémentation de cette discipline managériale. Le présent mémoire a pour problématique de recherche la question suivante : Comment définir une méthode de priorisation des processus pour les initiatives d'amélioration ? et le thème étudié est le Business Process Management (BPM) dans le contexte des Institutions Fédérales d'Enseignement

Supérieur (IFES).

1.2 OBJECTIFS

Comme point de départ par rapport à la problématique présentée, l'objectif général de cette étude est de "Proposer une méthode de priorisation des processus pour les initiatives d'amélioration dans les EES". Pour réaliser ce qui est proposé, les objectifs spécifiques sont les suivants :

(I) identifier les conditions préalables à la proposition d'une méthode de hiérarchisation des processus ;

(II) définir les phases d'application d'une méthode de hiérarchisation des processus ;

(III) identifier les particularités de la hiérarchisation des processus dans l'IFES.

1.3 JUSTIFICATION DU SUJET

L'analyse des processus d'entreprise fournit aux participants aux processus, aux décideurs et aux parties prenantes concernées un *aperçu de l'*efficience et de l'efficacité des processus organisationnels. Il y a trois raisons pour lesquelles on souhaite mesurer différents aspects des processus d'entreprise : pour évaluer ce qui s'est passé dans le passé, pour comprendre ce qui se passe actuellement, ou pour développer une compréhension de ce qui pourrait se passer dans le futur (MÜHLEN *et al.*, 2010).

Pour répondre à l'impératif de se concentrer sur un sous-ensemble de processus clés, l'équipe de direction, les analystes de processus et les propriétaires de processus doivent avoir des réponses aux questions suivantes : (i) quels processus sont exécutés dans l'organisation ? et (ii) sur lesquels l'organisation doit-elle se concentrer ? Une organisation impliquée dans des initiatives BPM doit maintenir une carte de ses processus, ainsi que des critères clairs pour déterminer quels processus ont une priorité plus élevée (DIJKMAN ; VANDERFEESTEN ; REIJERS, 2011). Selon Dumas *et al.* (2013), il existe un certain nombre de parties prenantes impliquées dans la gestion et l'exécution d'un processus métier, cependant, la plupart du temps, seule une partie de ces parties prenantes a une vue complète de tous les processus métier d'une organisation.

Cependant, pour atteindre ce niveau de gestion des processus d'affaires, il est nécessaire d'effectuer l'analyse de l'implémentation de la BPM dans la réalité étudiée, afin d'amener la discussion de plusieurs variables qui peuvent bénéficier ou conditionner son développement. À cette fin, il sera utilisé pour **cette analyse, un modèle de mise en œuvre** approprié à la réalité étudiée, ainsi que la préparation d'artefact qui permet d'opérationnaliser le modèle proposé. A partir de cette approche, il sera possible de discuter une proposition de méthode de priorisation des processus appliquée à l'IFES. Les résultats de ce travail peuvent être appliqués à d'autres institutions à caractère similaire, puisque l'adoption de bonnes pratiques de gestion des processus représente la recherche de la responsabilité et de l'excellence dans la gestion des ressources publiques.

En ce qui concerne les études liées au thème de ce travail, il a été possible d'identifier dans la littérature des modèles d'implémentation du BPM dans les organisations publiques (PINA, 2013), dans les IFES (TORRES, 2015 ; MIGUEL, 2015 ; BRANCO, 2016), de structuration du Process Office (PINHO *et al*, 2008 ; DE BOER, 2014) dans les établissements d'enseignement supérieur (SANTOS, 2014) et l'identification des facteurs critiques de succès pour la mise en œuvre de la gestion des processus (PAIXÃO, 2014 ; OLIVEIRA ; 2018) dans les organisations publiques (SANTOS, 2012 ; MOLARDI, 2017), l'utilisation du BPM dans les établissements fédéraux d'enseignement supérieur (KOCH, 2016), mais aucun travail lié à la mise en œuvre du BPM dans une unité d'une structure multi-usines à l'IFES.

1.4 LIMITES DE LA RECHERCHE

Ce travail n'inclut pas la modélisation des processus de l'unité étudiée, se limitant à la découverte, au diagnostic de maturité et à la priorisation des processus à améliorer, ne garantissant pas l'identification/découverte des processus dans sa totalité, puisque celle-ci est conditionnée à la collaboration des serveurs responsables des processus respectifs de l'unité IFES où la recherche a été appliquée. Les processus identifiés ne seront pas cartographiés, ni schématisés, et leur informatisation ne sera pas envisagée. L'artefact utilisé a été construit sur la base des publications trouvées dans la littérature sur le sujet et sur les particularités trouvées dans la gestion publique et ses règlements. Les critères de hiérarchisation des processus, de la même manière, ont été identifiés dans la littérature sur le sujet et validés par des experts du domaine ; et n'ont envisagé que les processus de l'unité étudiée, composante de l'IFES étudiée dans ce travail.

1.5 MÉTHODE

Il s'agit d'une recherche de nature appliquée et d'approche qualitative, de nature descriptive-exploratoire. En ce qui concerne les procédures, il a été utilisé la méthode *Design Science Research* (DSR). La figure 1 présente la vue d'ensemble des étapes réalisées dans ce travail.

Figure 1 - Cycle de résolution des problèmes

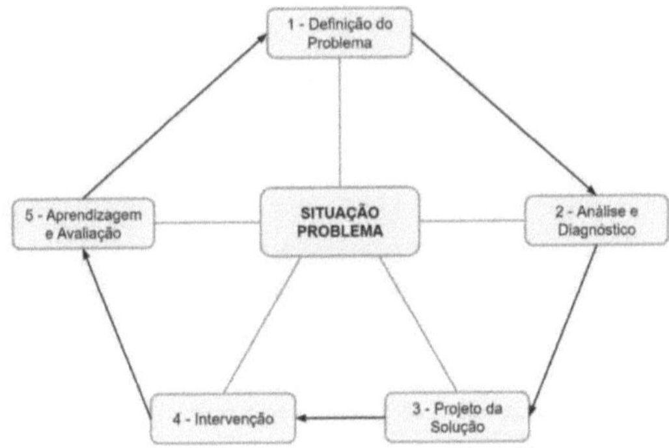

Source : Van Aken, Berends et Van Der Bij (2012, p. 12)

Afin de résoudre le problème de la définition des processus prioritaires pour l'initiative d'amélioration sur le site étudié, les étapes de l'étude ont été décrites selon Van Aken, Berends et Van Der Bij (2012), à savoir : définition du problème, analyse et diagnostic, conception de la solution, intervention, apprentissage et évaluation. Dans la phase de définition du problème, une revue de la littérature a été effectuée sur les sujets suivants : BPM, BPM dans les EES, processus d'affaires, mise en œuvre du BPM, architecture de processus, gestion publique et critères et méthodes de priorisation des processus. Dans la phase d'analyse et de diagnostic, on a analysé la mise en œuvre du BPM dans les IFES étudiés. Ensuite, afin de concevoir la solution au problème, il a été développé l'artefact, qui comprenait l'application de trois outils pour réaliser la méthode développée, à savoir : le tableau de découverte des processus, le tableau de diagnostic de la maturité des processus et, enfin, la matrice de priorisation des processus.

Au cours de la phase d'intervention, les outils ont été appliqués par le biais d'*ateliers* avec les fonctionnaires de l'institution et de groupes de discussion avec des spécialistes en BPM, en finances et en gestion du personnel. Dans ce dernier, il a également été inclus la phase de validation de la méthode développée. La matrice de priorisation des processus (contenant les critères de priorisation, avec les poids à attribuer) a été appliquée après avoir défini les processus de l'unité et encadrée dans l'architecture de l'IFES, qui a été obtenue par l'application de l'outil tableau de découverte des processus et ; enfin l'étape d'apprentissage et d'évaluation a été réalisée.

Sur la base de l'accomplissement de ces étapes, on a généré l'artefact : une méthode qui a permis d'établir un *classement des* processus prioritaires pour les initiatives d'amélioration dans l'unité, en considérant la moyenne arithmétique des évaluations des experts, à travers l'établissement de poids et en considérant les macro processus et les processus de niveau 2 définis dans l'IFES. Toutes ces étapes, ainsi que la classification de la recherche, seront détaillées dans le chapitre 4.

1.6 STRUCTURE DU TRAVAIL

Le premier chapitre présente l'introduction, avec la définition des objectifs généraux et spécifiques, le thème et le problème de recherche, la justification du thème, la méthode, la délimitation de l'étude et la structure du travail. Dans la deuxième, il est présenté le cadre théorique qui vise à donner une base au travail, en contemplant la revue de la littérature, qui comprend des concepts et des études sur les processus et la gestion des processus d'affaires, la gestion des processus d'entreprise, la mise en œuvre de la BPM, l'adressage de la maturité dans les processus, les méthodologies pour la mise en œuvre de la BPM, les avantages attendus de la BPM, les facteurs critiques de succès pour la mise en œuvre de la BPM, les méthodes de découverte des processus, les critères de priorisation des processus, la gestion publique et la planification stratégique, en plus de la gouvernance d'entreprise et les concepts de l'architecture des processus et l'architecture des processus de l'organisation étudiée.

Le troisième chapitre décrit la définition des procédures méthodologiques, y compris la méthode de recherche utilisée et ses principales étapes, la caractérisation des experts BPM participant à l'étude et la contextualisation du scénario de l'unité IFES qui a fait l'objet de l'étude. Par conséquent, dans le chapitre cinq, il est présenté l'analyse et les résultats obtenus avec cette étude. Enfin, il est présenté les conclusions obtenues, les références utilisées et les annexes résultant du travail.

2 ANALYSE DE LA LITTÉRATURE

Avant de présenter les résultats trouvés dans la littérature sur les concepts proposés dans ce travail, il est nécessaire de comprendre la vision par processus métier, la compréhension contemporaine du BPM et les aspects généraux de la mise en œuvre du BPM dans les organisations. La figure 2 illustre le développement de l'analyse documentaire.

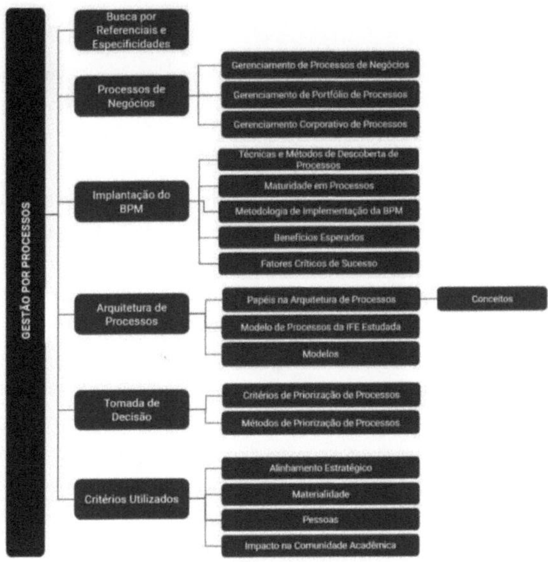

Figure 2 - Développement de l'analyse documentaire
Source : élaboré par l'auteur

2.1 BPM DANS LES IFES

La *gestion des processus d'affaires* (BPM) est une approche qui permet de comprendre les activités commerciales et la façon dont les exigences des clients peuvent être transformées en biens et services (TRKMAN, 2010). Le BPM peut également être considéré comme une stratégie, en permettant la relation entre les objectifs stratégiques et les actions de mise en œuvre et d'amélioration continue de l'infrastructure des processus (SMART ; MADDERN ; MAULL, 2009).

Le concept de BPM a évolué, étant initialement défini comme un système orienté vers la technologie, devenant une pratique de gestion et actuellement une discipline qui traite à la fois des aspects organisationnels et technologiques. La BPM découle de la division du travail et des pratiques de réingénierie, de la gestion scientifique de Taylor, en incorporant des aspects de la qualité totale, de la chaîne de valeur, de Six Sigma, de *Lean* et de l'ERP (*Enterprise Resource Planning*). Le BPM intègre les technologies de l'information et les processus d'affaires dans le but de transformer des actions d'amélioration isolées en activités interfonctionnelles intégrées et mesurables qui procurent des avantages concurrentiels stratégiques (ANTONUCCI ; GOEKE, 2011 ; NIEHAVES ; PLATTFAUT, BECKER, 2012).

Parmi les avantages du BPM, citons l'accent mis sur le client, la réduction du temps de réponse, l'augmentation de la satisfaction du client, la lutte contre la vision départementale, l'amélioration de la communication interne, la standardisation des activités, la réduction de la bureaucratie, l'augmentation de la fiabilité des opérations, l'amélioration du moral des personnes, l'accent mis sur les résultats, l'alignement des objectifs stratégiques sur les objectifs des processus et l'augmentation des bénéfices (HARRINGTON, 1993 ; ZAIRI, 1997 ; DETORO ; McCABE, 1997).

Les IFES, sont des organisations qui ont des caractéristiques complexes et qui utilisent le BPM afin de répondre à l'objectif d'améliorer la satisfaction des clients (étudiants et serveurs ; organisations publiques et privées ; citoyens en général), d'atteindre l'excellence et de maintenir leur compétitivité (DRÃGAN *et al.*, 2014 ; KARAHAN ; METE, 2014). Ces institutions, ont subi au cours des dernières décennies des changements en termes d'expansion, d'internationalisation, d'insertion sociale et d'évaluation. Face à ce scénario, et compte tenu également de la pression sociale pour l'excellence des services fournis, les universités cherchent des techniques pour améliorer leurs processus et leur gestion (MORITZ *et al.*, 2012). Cependant, parce qu'il s'agit d'un environnement complexe par nature, les EES présentent des particularités lorsqu'ils mettent en œuvre de nouvelles techniques de gestion : résistance au changement, manque d'initiatives d'innovation, lenteur dans la transformation des processus. Habituellement, on trouve dans les EES une volonté de changement limitée à un groupe de personnes et non à l'ensemble (MORITZ *et al.*, 2012).

Un aspect important qui influence l'innovation institutionnelle est la culture organisationnelle, qui peut être définie, selon Schein et Schein (1992), comme un ensemble d'hypothèses de base partagées que le groupe de personnes impliquées a appris à résoudre ses problèmes d'adaptation externe et d'intégration interne, qui a suffisamment bien fonctionné pour être considéré comme valide et, de même, assimilé par les nouveaux membres comme la bonne façon de percevoir, de penser et de ressentir les problèmes.

Selon Monteiro (1999), dans les organisations, la culture imprègne toutes les pratiques et constitue un ensemble précis de représentations mentales, un complexe de connaissances très défini.

Elle forme un système cohérent de significations et fonctionne comme un ciment qui cherche à unir tous les membres autour des mêmes objectifs et des mêmes modes d'action. L'auteur affirme que sans leurs propres références, les organisations seraient à la merci des convictions individuelles de leurs membres lorsqu'elles font face à de nouvelles situations et, certainement, elles subiraient des pertes étant donné la disparité des procédures et des directives.

Dans ce contexte, la mise en œuvre du BPM dépend de la culture des universités. Todorut (2013) affirme que des universités comme Oxford, Cambridge et Harvard sont devenues les meilleures au monde, non seulement pour leur excellence académique, mais aussi pour leur culture organisationnelle. Selon l'auteur, l'équilibre entre excellence et culture peut être atteint en mettant en œuvre de nouveaux modes de pensée, une gestion stratégique et une gestion par processus. Le développement d'une culture par les processus est un outil pour changer la perception que la société a par rapport à l'université (KARAHAN ; METE, 2014).

Pour répondre à la complexité de ces changements émergents avant les nouvelles exigences de l'IFES, le BPM fournit une vision large des opérations commerciales, comprenant tout le travail effectué pour fournir le produit ou le service du processus, quels que soient les domaines fonctionnels ou les emplacements impliqués (ABPMP, 2013). Cette vision plus large couvre divers aspects du processus tels que le temps, le coût, la capacité et la qualité, permettant une vision différente de la performance de l'entreprise (ABPMP, 2013).

Dans le contexte du BPM, un processus métier est un travail qui apporte de la valeur aux clients ou qui soutient/gère d'autres processus. Ces processus peuvent être présents n'importe où dans l'institution, ne dépendant pas de fonctions ou de domaines spécifiques. Pour représenter graphiquement les processus métier, on utilise BPMN, qui est la notation graphique standard de l'OMG utilisée pour spécifier les processus métier dans les modèles de processus métier. BPMN utilise un ensemble spécifique d'éléments graphiques pour décrire le processus et son exécution, définissant ainsi la structure et le comportement de base d'un processus métier (WHITE, 2008).

La méthodologie BPM permet une vue intégrée de la gestion du cycle de vie des processus, maximisant l'efficacité et l'efficience de l'entreprise grâce à des contrôles, à l'agilité dans les changements, à la visibilité de l'exécution et à l'optimisation par l'amélioration continue. Les principes fondamentaux de la BPM mettent l'accent sur la visibilité, la responsabilité et l'adaptabilité des processus afin d'améliorer constamment les résultats et de mieux répondre aux défis d'un environnement commercial mondialement diversifié (ABPMP, 2013).

La mise en œuvre du BPM dans une organisation se fait généralement selon deux perspectives différentes : l'organisation et le processus. La première se situe au niveau de l'entreprise, elle est plus large et plus orientée vers l'organisation dans son ensemble, c'est-à-dire qu'elle s'applique à l'ensemble des processus de l'organisation. La seconde, en revanche, s'applique à chaque processus de l'organisation. L'un des thèmes de la perspective organisationnelle est la gestion des processus d'entreprise, où l'on trouve l'architecture des processus, qui représente la façon dont une organisation fonctionne, c'est-à-dire comment elle crée de la valeur pour ses clients (ABPMP, 2013).

2.2 LES PROCESSUS OPÉRATIONNELS

Le processus d'affaires peut être compris comme le travail effectué par toutes les ressources impliquées dans la transformation des entrées en valeur livrée au client, ou à d'autres *parties prenantes*, selon les règles d'affaires (BURLTON, 2001 ; GERSCH ; HEWING ; SCHOLER, 2011). Pour Smart *et al.* (2009), le processus est l'annotation conceptuelle de ce que fait l'organisation. Elles peuvent être décrites comme des transformations *interfonctionnelles*, de bout en bout et axées sur le client. Pour Trkman (2010), un processus métier est un ensemble complet, dynamique et coordonné d'activités ou de tâches logiquement liées qui doivent être exécutées pour apporter de la valeur au client ou atteindre d'autres objectifs stratégiques.

Le BPM, selon Dumas *et al.* (2013), est l'art et la science de la supervision de la façon dont le travail est effectué dans une organisation afin de garantir des résultats cohérents et de tirer parti des possibilités d'amélioration. Le terme "amélioration" peut être compris comme suit : réduction des coûts, réduction des temps d'exécution et réduction des taux d'erreur. Les initiatives d'amélioration peuvent être ponctuelles, mais aussi avoir un caractère plus continu. Le BPM consiste à gérer des chaînes entières d'événements, d'activités et de décisions, appelées processus, qui apportent une valeur ajoutée à l'organisation et à ses clients.

Burlton (2011) a élaboré le Business Process Manifesto en raison de la nécessité de rendre le BPM plus professionnel, plus reproductible et plus fiable, de la nécessité de gérer le BPM comme un atout organisationnel et de la nécessité de justifier la création de méthodologies utiles. Le manifeste est composé de huit principes, à savoir :

1) un processus d'entreprise décrit le travail d'une organisation ;

2) un processus d'entreprise crée de la valeur pour les clients et les autres *parties prenantes* ;

3) un processus d'entreprise est exécuté par un ensemble de ressources dans plusieurs organisations ou unités organisationnelles ;

4) un processus d'entreprise existe dans un contexte d'entreprise défini ;

5) les objectifs et les buts des processus opérationnels soutiennent les objectifs et les buts stratégiques de l'entreprise ;

6) le nom idéal pour un processus d'entreprise est sans ambiguïté, approprié au langage

spécifique de l'entreprise et cohérent en interne ;

7) un modèle de processus d'entreprise permet de multiples perspectives, notations et diagrammes ;

8) un processus métier est un actif organisationnel unique qui utilise d'autres actifs organisationnels.

Selon Hammer (2007), il existe cinq facteurs décisifs pour un processus de haute performance, à savoir : i) la conception : se réfère à la spécification des activités qui doivent être exécutées, par qui, dans quel lieu, dans quelles circonstances, avec quelles informations ; ii) les indicateurs : mesures de bout en bout préparées en fonction des besoins des clients et des objectifs organisationnels (coût, vitesse, qualité, entre autres) ; iii) les exécutants : Les personnes qui travaillent sur les processus doivent comprendre le processus global et les objectifs correspondants, avoir la capacité de travailler en équipe et être compétentes en matière d'autogestion ; iv) infrastructure : les exécutants ont besoin du soutien des systèmes informatiques et RH, afin de pouvoir assumer les responsabilités liées aux processus de manière intégrée ; v) propriétaire du processus : les gardiens des processus, tels que les directeurs principaux, ont l'autorité et la responsabilité d'un processus qui s'étend à l'ensemble de l'organisation. Mettre en place un processus signifie mettre en pratique ces cinq facilitateurs.

En ce qui concerne la classification, les processus d'affaires peuvent être divisés selon leur but ou leur fonction (BITITITCI *et al.*, 2011). La classification la plus courante que l'on trouve dans la littérature est celle des processus opérationnels, de soutien et de gestion (HARMON, 2007 ; MACKAY et *al.*, 2008 ; ANTONUCCI et *al.*, 2009 ; BITITITCI *et al.*, 2011), ou encore : processus de base, processus de gestion et processus de soutien (HARMON, 2007). Les processus de *base*, ou processus centraux, sont ceux qui fournissent des produits et/ou des services directement au client final de l'Organisation. Les processus de gestion consistent à planifier, organiser, communiquer, suivre et contrôler les activités de l'organisation. De leur côté, les processus de soutien, ou facilitateurs, ne fournissent pas de valeur directement au client, mais sont essentiels à la continuité des résultats des processus centraux.

A travers la perspective des relations de l'entreprise avec les acteurs externes, les processus d'affaires peuvent être observés par des dimensions de processus : Stratégie ; Organisation ; Activité et Information ; et Ressources (SILVA, 2002). Silva (2002) affirme que si l'entreprise analyse le marché pour permettre la négociation des produits ou services issus de son secteur d'activité, elle utilise les processus de la dimension Stratégie. Pour apporter de la valeur à son client, l'entreprise utilise les processus Activité et Information, "en utilisant les ressources et l'organisation de l'entreprise".

Pour Antonucci *et al.* (2009), un processus est un ensemble défini d'activités ou de comportements réalisés par des humains ou des machines pour atteindre un ou plusieurs objectifs. Les processus sont déclenchés par des événements spécifiques et présentent un ou plusieurs résultats qui peuvent conduire à l'arrêt du processus ou au transfert du contrôle à un autre processus. Les processus sont composés de plusieurs tâches ou activités interdépendantes qui résolvent un problème spécifique dans le contexte de la gestion des processus d'entreprise. Un "processus d'entreprise" est défini comme un travail de bout en bout qui apporte de la valeur aux clients.

2.2.1 Gestion des processus d'affaires

Pour devenir compétitives, les entreprises doivent ajouter de la valeur à leurs produits et services afin de bien servir leurs clients. À cette fin, selon Johansson *et al.* (1995), il est nécessaire de s'engager dans deux nouvelles activités : comprendre ce qui génère de la valeur pour les clients et s'efforcer d'améliorer les processus fondamentaux de l'organisation. Cette amélioration est obtenue par la gestion de ses processus d'affaires.

Rummler et Brache (1990, p.7) affirment que "de nombreux managers ne comprennent pas leur entreprise. Ils ne comprennent pas, avec un niveau de détail suffisant, comment leurs entreprises fabriquent, développent, vendent et distribuent les produits". Il est un fait que la vision traditionnelle d'une organisation se fait de manière verticale, c'est-à-dire fonctionnelle, et est généralement confondue avec l'organigramme de l'entreprise.

Rummler et Brache (1990) appellent ce phénomène "culture en silo", selon laquelle les différents départements d'une organisation ont un comportement fermé et n'ont pas de vision d'ensemble. Le problème majeur de cette culture est le manque d'efficacité dans le traitement des questions et problèmes interfonctionnels, générant des lacunes dans la gestion de ces interfaces. Ces lacunes empêchent les flux de travail qui circulent entre les départements d'avoir l'efficience et l'efficacité souhaitées, ce qui compromet les performances de l'ensemble de l'entreprise.

Harrington (1993, p. 16) corrobore les arguments de Rummler et Brache, lorsqu'il affirme qu'"un flux de travail horizontal, combiné à une organisation verticale, entraîne de nombreuses lacunes et chevauchements, et encourage la sous-optimisation, générant une influence négative sur l'efficience et l'efficacité du processus". Il est également fondamental, selon Harrington (1993), que toute la structure soit connectée au processus global, car dans le cas contraire, on risque de voir coexister au sein d'une même organisation de petites entreprises isolées suivant des schémas différents de ceux qui conduiraient à des objectifs stratégiques communs.

Figure 3 - *Cadre* organisationnel du BPM

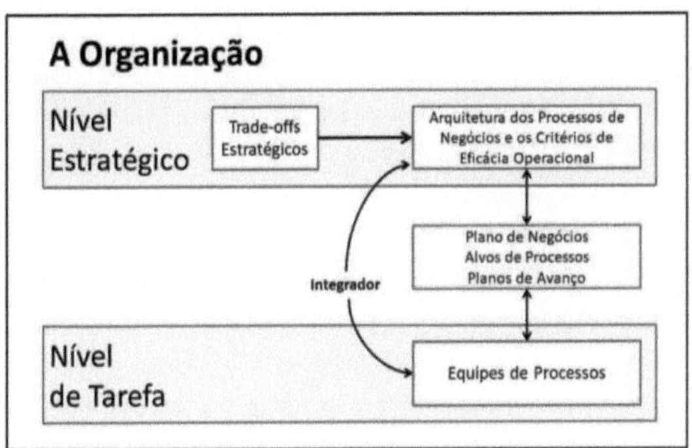

Source : Aredes (2013) adapté de Armistead, Pritchard et Machin (1999, p. 3)

Un processus d'entreprise englobe plusieurs événements et activités ainsi que des points de décision, qui influencent à leur tour la manière dont le processus est exécuté, et plusieurs acteurs, objets physiques et virtuels, qui peuvent conduire à un ou plusieurs résultats, qui à leur tour peuvent apporter de la valeur aux acteurs impliqués dans le processus. Ainsi, le BPM est défini comme un ensemble de méthodes, de techniques et d'outils permettant de découvrir, d'analyser, de reconcevoir, d'exécuter et de surveiller les processus métier. Cette définition reflète le fait que les processus métier sont le point central du BPM et aussi le fait que le BPM implique différentes phases et activités dans le cycle de vie des processus métier (DUMAS *et al.*, 2013).

2.2.2 Gestion de portefeuille de processus

La gestion du portefeuille de processus relie l'organisation à une perspective d'intégration, en fournissant une méthode pour évaluer et gérer les processus de l'organisation dans une vue consolidée, et un cadre de travail pour la gouvernance qui permet d'établir des priorités de transformation (ABPMP, 2013).

Le concept de portefeuille trouve son origine dans l'article fondateur *Portfolio Selection* (MARKOWITZ, 1952), qui est considéré comme l'émergence de la théorie moderne du portefeuille. La théorie du portefeuille est utilisée dans différents domaines de connaissance, tels que les mathématiques, la santé et la gestion. Dans ce dernier cas, on peut observer l'utilisation dans le marketing du portefeuille de produits d'une entreprise, c'est-à-dire la quantité de produits qu'elle a à vendre aux clients finaux (KOTLER ; ARMSTRONG, 1993). La gestion de portefeuille peut également être utilisée dans le domaine de la recherche et du développement (R&D), dans le but d'optimiser l'allocation des ressources entre les projets afin d'équilibrer les risques, les avantages et l'alignement avec les stratégies de l'entreprise (DICKINSON ; THORNTON ; GRAVES, 2001).

Le domaine de la gestion de portefeuille a vu le jour dans les années 50, avec le développement des bases de la théorie moderne du portefeuille dans le domaine des affaires. La mise en œuvre de la stratégie, via une gestion efficace du portefeuille, est considérée comme l'un des facteurs critiques pour la construction et le maintien des avantages concurrentiels des organisations (SHENHAR, 1999).

Cette recherche vise à enquêter sur la perception de l'importance des pratiques et des structures qui favorisent l'alignement des processus avec la stratégie dans l'organisation étudiée, et de définir ce qui est prioritaire pour l'exécution d'un projet de transformation des processus peut ne pas être une tâche facile, parce que plusieurs facteurs peuvent interférer dans la décision de ce qui devrait ou ne devrait pas être prioritaire. L'établissement de critères clairs et mesurables peut aider à décider du développement d'un portefeuille et d'un ordre de priorité pour la planification et l'exécution des initiatives de transformation des processus.

Cooper *et al.* (1999), se référant à la gestion du portefeuille de projets et à sa mise en œuvre dans différentes entreprises, ont trouvé un éventail des méthodes les plus diverses, telles que : méthodes financières ; méthodes de stratégie commerciale ; diagrammes à bulles ; *modèles de notation, listes de contrôle,* etc. Les méthodes financières sont les plus populaires, mais il n'est pas recommandé de les utiliser isolément, en raison de la probabilité de provoquer des distorsions et par conséquent des décisions erronées (COOPER ; EDGETT, KLEINSCHMIDT, 2001).

On en conclut qu'il est possible d'utiliser plus d'une méthode de manière intégrée et complémentaire, à charge pour l'entreprise de choisir le meilleur ensemble de méthodes disponibles, en fonction de son contexte, afin de répondre à ses besoins fondamentaux de gestion de portefeuille. Quelques exemples sont, selon l'ABPMP (2013), présentés dans le graphique 1.

Graphique 1 - Méthodes de gestion de portefeuille de processus

Méthode	Concept
APQC *(American Productivity & Quality Center) PCF (Process Classification* Framework)	Modèle de haut niveau, indépendant du secteur d'activité, qui permet de visualiser les activités du point de vue des processus inter-secteurs d'activité. Phases : (i) préparation ; (ii) planification ; (iii) mise en œuvre ; et (iv) transition.
Modèle de référence de la valeur (MRV)	Elle offre une terminologie commune et des descriptions de processus standard pour ordonner et comprendre les activités qui composent la chaîne de valeur, en intégrant : les produits, les opérations et le client. Elle différencie les processus en : stratégique, tactique et opérationnel. Ce modèle apporte un soutien aux principaux problèmes et processus au sein et entre les unités de la chaîne (réseaux) pour planifier, gouverner et exécuter dans le but d'augmenter la performance totale de la chaîne et de soutenir l'évaluation continue.
Modèle de référence des opérations de la chaîne de valeur (SCOR)	Cadre qui fournit un moyen de faciliter l'identification des modèles de processus. Il utilise une notation de la chaîne de valeur pour décrire les flux de processus de haut niveau qui soutiennent la gestion de la chaîne de valeur et de ses sous-processus. Il peut être utilisé par les organisations qui cherchent des moyens de comprendre leurs chaînes d'approvisionnement à des fins d'analyse des processus, de comparaison avec les concurrents et d'évaluation des améliorations. Piliers : modélisation des processus, mesures des performances et meilleures pratiques. Groupes : planifier, fournir, fabriquer, livrer et retourner. Chacun de ces groupes est décomposé en niveaux de détail plus petits pour aider à modéliser les activités de la chaîne d'approvisionnement.

Structures de travail	Les grandes organisations complexes adoptent souvent des structures de travail appliquées aux efforts de modélisation. Exemples : TOGAF, FEAF, MODAF, DoDAF. Ils ont pour double objectif d'aider à résoudre la grande complexité des environnements et de permettre la comparaison d'éléments comparables entre différents projets au sein de l'organisation.

Source : Adapté de Branco (2016).

Pour rendre la gestion de portefeuille plus visible aux parties prenantes de l'organisation, un outil appelé référentiel de processus peut être utilisé. Les référentiels sont des magasins centraux contenant des informations sur le fonctionnement d'une organisation. Il s'agit de documents, de systèmes de gestion des processus et d'outils de modélisation des processus. Un référentiel de processus fournit une référence unique sur ce qu'est le processus, comment il doit être appliqué, qui est responsable de son exécution, une compréhension claire de ses entrées et déclencheurs, ainsi que des résultats attendus. Ils servent également à enregistrer des informations sur la propriété des processus, les outils technologiques, les règles de gestion et les contrôles financiers et opérationnels. Il peut être utilisé pour identifier, simuler et valider la solution appropriée à des problèmes vérifiés. Ils peuvent être connectés aux applications de l'organisation pour appliquer les règles de gestion définies (ABPMP, 2013).

2.2.3 Gestion des processus d'entreprise

Des changements dans les activités, les opérations, les politiques et les procédures sont effectués chaque jour et, au fil du temps, ils s'institutionnalisent sous forme de loi non écrite. Ensemble, ces changements provoquent des perturbations constantes, des baisses de productivité et créent une couche de réglementations involontaires autour du travail réel, introduisant des problèmes constants dans les flux de travail. Une approche de gestion des processus d'entreprise permet de contrôler ces changements et d'améliorer la performance des processus (ABPMP, 2013).

Selon l'ABPMP (2013) pour devenir capable de gérer les processus d'affaires, les organisations doivent disposer de méthodes optimisées, de personnes préparées et de technologies appropriées. Les exigences sont présentées dans le tableau 2.

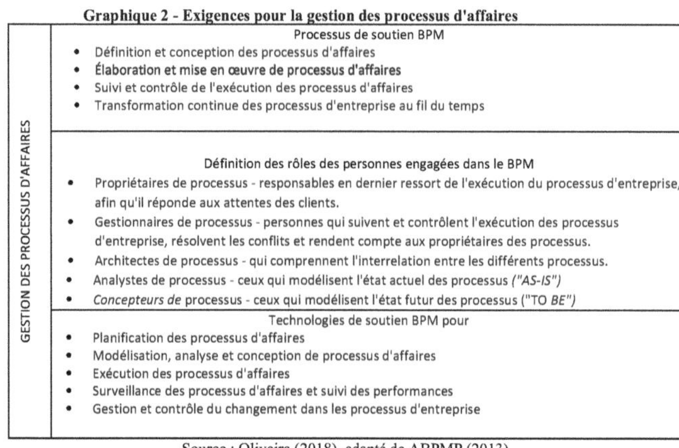

Graphique 2 - Exigences pour la gestion des processus d'affaires

<table>
<tr><td rowspan="3" style="writing-mode: vertical-rl;">GESTION DES PROCESSUS D'AFFAIRES</td><td>Processus de soutien BPM
• Définition et conception des processus d'affaires
• Élaboration et mise en œuvre de processus d'affaires
• Suivi et contrôle de l'exécution des processus d'affaires
• Transformation continue des processus d'entreprise au fil du temps</td></tr>
<tr><td>Définition des rôles des personnes engagées dans le BPM
• Propriétaires de processus - responsables en dernier ressort de l'exécution du processus d'entreprise, afin qu'il réponde aux attentes des clients.
• Gestionnaires de processus - personnes qui suivent et contrôlent l'exécution des processus d'entreprise, résolvent les conflits et rendent compte aux propriétaires des processus.
• Architectes de processus - qui comprennent l'interrelation entre les différents processus.
• Analystes de processus - ceux qui modélisent l'état actuel des processus ("AS-IS")
• Concepteurs de processus - ceux qui modélisent l'état futur des processus ("TO BE")</td></tr>
<tr><td>Technologies de soutien BPM pour
• Planification des processus d'affaires
• Modélisation, analyse et conception de processus d'affaires
• Exécution des processus d'affaires
• Surveillance des processus d'affaires et suivi des performances
• Gestion et contrôle du changement dans les processus d'entreprise</td></tr>
</table>

Source : Oliveira (2018), adapté de ABPMP (2013).

Les organisations créent de la valeur pour leurs clients à travers leurs processus d'affaires interfonctionnels, étant nécessaire de les gérer de bout en bout dans une perspective de haut niveau d'interaction et d'intégration, donnant ainsi naissance à l'*Enterprise Process Management* (EPM) qui comprend la stratégie, les valeurs et la culture, la structure et les rôles, un ensemble complet de processus de bout en bout, les objectifs de performance et les indicateurs associés, les technologies et les personnes (ABPMP, 2013).

Au fur et à mesure que l'entreprise arrive à maturité dans le BPM, l'EPM cesse d'être caractérisée comme un domaine de connaissances pour prendre le statut d'institutionnalisation des processus, c'est-à-dire que plus l'entreprise est mature dans le BPM, plus elle transforme les connaissances en culture (ABPMP, 2013).

L'EPM assure l'alignement du portefeuille de processus d'affaires de bout en bout et de l'architecture des processus avec la stratégie et l'allocation des ressources de l'organisation. Cela nécessite un changement d'état d'esprit et un nouvel ensemble de comportements de leadership axés sur la notion de processus interfonctionnels. Le rôle de la mesure est indispensable pour maintenir une orientation centrée sur le client et garantir la responsabilité des performances des processus. Comme exigences essentielles, on peut citer : la structure de travail de mesure centrée sur le client ; le schéma du processus au niveau de l'entreprise ; le plan de gestion et de transformation du processus (ABPMP, 2013).

La gestion des processus d'entreprise comprend l'application des principes, méthodes et pratiques de la gestion des processus d'entreprise (BPM) pour assurer l'alignement du portefeuille et de l'architecture des processus de bout en bout avec la stratégie et les ressources de l'organisation et fournir un modèle de gouvernance pour la gestion et l'évaluation des initiatives BPM. Les étapes, selon l'ABPMP (2013) sont :

1) définition des processus ;
2) la mesure du rendement ;
3) la désignation des propriétaires de l'affaire ;
4) la sélection de processus pour les initiatives de transformation
5) le maintien des bénéfices grâce à l'optimisation constante des processus.

L'EPM exige que l'ensemble de la chaîne de valeur impliquée dans la fourniture de produits et de services aux clients soit défini, amélioré et géré de manière intégrée, en s'éloignant de la mentalité fonctionnelle traditionnelle. L'accent est mis sur la mesure de ce qui compte pour les clients, de sorte que les mesures de la qualité, de la rapidité, de l'exhaustivité et de l'exactitude des produits et services fournis sont incluses. Les conditions requises pour la mise en œuvre de cette méthodologie sont les suivantes : comprendre qui sont les clients et ce qui leur apporte une valeur ajoutée ; définir les processus interfonctionnels qui apportent une valeur ajoutée au client ; articuler la stratégie de l'organisation en termes de processus interfonctionnels ; attribuer les responsabilités ; définir les mesures de performance en adoptant la perspective du client ; définir le niveau de performance de l'organisation (ABPMP, 2013).

Andrade et Rossetti (2007), se référant à la gouvernance d'entreprise, concluent qu'elle est formée par des processus et d'autres structures qui se corroborent entre eux afin que l'organisation fonctionne correctement et que cela se reflète dans les résultats économiques et dans le respect des réglementations et des impositions des autres parties prenantes.

Steinberg (2008) renforce la compréhension et souligne que les organisations se rendent compte que l'adoption de modèles de bonnes pratiques et de leurs processus est saine, en plus de contribuer à améliorer le contrôle de gestion et d'amener la haute direction à organiser et à travailler dans le cadre des plans et objectifs stratégiques. La gouvernance est l'alternative contemporaine pour construire des pratiques de travail spécifiques qui peuvent encourager l'exercice du doute, soulever des questions et mobiliser les préoccupations. Si le conseil est actif et sensible, il travaillera de manière à ce que l'entreprise actualise en permanence ses réflexions et ses performances (STEINBERG, 2008).

Quant à la gouvernance vue sous l'angle de la gestion publique, qui peut être comprise comme l'augmentation de la capacité du gouvernement, basée sur l'adoption des principes de l'administration managériale, résumée par Jesus et Costa (2014) dans les éléments suivants :

1) l'orientation de l'action de l'État vers le citoyen-utilisateur de ses services ;

2) l'accent mis sur le contrôle des résultats ;

3) le renforcement et l'autonomie de la bureaucratie dans les compétences essentielles des activités typiques de l'État, dans son rôle politique et technique de participation, avec les politiques et la société, à la formulation et à la gestion des politiques publiques ;

4) les formes de contrôle sur les unités d'exécution des politiques publiques : contrôle social direct (par la transparence de l'information et la participation aux conseils) ; contrôle managérial hiérarchique sur les résultats ; entre autres.

Dans ce contexte, selon Jesus et Costa (2014), c'est là où l'organisation commence à utiliser des modèles de bonnes pratiques pour obtenir la transparence, le traitement correct des personnes impliquées, la restitution correcte des comptes et l'obtention des résultats prévus, que se trouvent les initiatives d'amélioration dans d'autres domaines de l'organisation.

2.3 MISE EN ŒUVRE DE LA BPM

La mise en œuvre du BPM dans les organisations est un cycle continu, qui comprend essentiellement les phases suivantes : identification des processus ; découverte des processus ; analyse des processus ; refonte des processus ; mise en œuvre des processus et suivi et contrôle des processus (DUMAS *et al.*, 2013).

Pour autant qu'il soit bien exécuté, le BPM assure une amélioration continue des performances opérationnelles, grâce à une proposition de changement radical du format de travail, qui est constamment revue et renouvelée (BURLTON, 2001). Le graphique 3 décrit les phases du cycle de vie du BPM.

Graphique 3 - Phases du cycle de vie du BPM

Phase	Objectifs	Produit(s)
Identification des processus et définition des mesures de performance	Identifier les processus qui sont pertinents, en délimitant le champ d'application et en identifiant les relations entre eux.	Architecture de processus nouvelle ou mise à jour qui fournit une vue d'ensemble des processus d'une organisation et de leurs relations.
Découverte du processus	Documentez l'état actuel de chacun des processus pertinents au moyen de diagrammes.	Modéliser le processus tel *qu*'il est, pour faciliter la compréhension du processus et la communication entre les personnes concernées.
Analyse des processus	Recueillez des informations sur le temps passé sur chaque tâche du processus, la quantité de travail à refaire, la fréquence des résultats négatifs qui se produisent et les raisons de ces résultats négatifs, faites-le en parallèle avec l'identification du processus.	Identification et évaluation des problèmes et des possibilités d'amélioration des processus, en les quantifiant - si possible, par des mesures de performance ; liste des problèmes à classer par ordre de priorité en termes d'impact et d'effort requis pour les résoudre.
Refonte des processus (également appelée amélioration des processus)	Analyser et identifier les changements de processus qui permettraient de résoudre les problèmes identifiés lors de la phase précédente et de permettre à l'organisation d'atteindre ses objectifs	Proposer sa version remaniée constituant un futur modèle de processus.
Mise en œuvre du processus	Définir les processus qui seront automatisés ou non à travers deux facettes complémentaires : la gestion du changement organisationnel et l'automatisation des processus.	Promouvoir la gestion du changement organisationnel (ensemble d'activités nécessaires pour modifier la façon de travailler de tous les participants impliqués dans le processus) ou l'automatisation du processus, qui implique la **configuration ou la mise en œuvre d'un système informatique** (ou la reconfiguration d'un système informatique existant) pour prendre en charge le "futur" processus.
Surveillance et contrôle des processus	Identifiez les ajustements nécessaires pour déterminer la performance du processus par rapport à ses mesures estimées. Les goulets d'étranglement, les erreurs récurrentes ou les écarts par rapport au comportement prévu sont identifiés et des mesures correctives sont prises.	Emergence ou non de nouvelles problématiques, dans le même processus ou dans d'autres, nécessitant de répéter le cycle en permanence.

Source : adapté de DUMAS *et al.* (2013).

Pour Dumas *et al.* (2013), le BPM est inter-niveaux car il implique des managers à différents niveaux de l'organisation, des employés administratifs et de terrain (appelés participants au processus dans l'encadré), des analystes métiers et systèmes et des équipes informatiques.

Graphique 4 - Parties prenantes impliquées dans un processus d'entreprise tout au long de son cycle de vie

Groupe	Assignations
Équipe de gestion	Responsable du succès global des activités de l'entreprise et de la définition de la configuration des opérations. Il est également chargé de superviser tous les processus, de lancer des initiatives de refonte des processus et de fournir des ressources et des conseils stratégiques aux personnes impliquées dans toutes les phases du cycle de vie des processus
Propriétaires de processus	Responsable du fonctionnement efficace et effectif d'un processus donné, ce qui implique la planification, l'organisation, le suivi et le contrôle du processus. Ils fournissent également des conseils aux parties prenantes du processus sur la façon de résoudre les exceptions et les erreurs qui se produisent pendant l'exécution du processus. Le propriétaire du processus **est impliqué dans la modélisation, l'analyse, la reconception, la mise en œuvre et le suivi du processus.**
Participants au processus	Ils exécutent les activités d'un processus d'entreprise au quotidien, conformément aux normes et aux directives de l'entreprise. Les participants au processus sont coordonnés par le gestionnaire du processus, qui est chargé de traiter les **aspects non routiniers du processus, et de soutenir les activités de reconception et les efforts de mise en œuvre.**
Analystes de processus	Ils réalisent l'identification, la découverte (notamment la modélisation), l'analyse et la reconception des activités, coordonnent la mise en œuvre des processus ainsi que le suivi et le contrôle des processus. Ils rendent compte à la direction et aux propriétaires des processus et interagissent étroitement avec les participants aux processus.
Ingénieurs système	Ils sont impliqués dans la refonte et la mise en œuvre du processus et interagissent avec les analystes de processus pour capturer les exigences du système. Ils traduisent les exigences en une conception de système et sont responsables de la mise en œuvre, des tests et du déploiement de ce système, en liaison avec le propriétaire du processus et les parties prenantes du processus pour s'assurer que le système développé soutient efficacement leur travail.
Groupe BPM (également appelé Centre d'excellence BPM)	Il est responsable de la préservation de ces connaissances et de cette documentation et veille à ce qu'elles soient utilisées pour atteindre les objectifs stratégiques de l'organisation. Responsable de la maintenance de l'architecture des processus, de la priorisation des projets de refonte des processus, du soutien aux propriétaires des processus et aux analystes des processus, et de l'assurance que la documentation des processus est maintenue de manière cohérente et que les systèmes de surveillance des processus fonctionnent efficacement, doit maintenir une culture BPM et s'assurer que cette culture soutient les objectifs stratégiques de l'organisation.

Source : adapté de Dumas *et al.* (2013)

Il est conclu qu'un processus est un ensemble d'événements, d'activités et de décisions qui, ensemble, conduisent à un résultat qui apporte une valeur ajoutée aux clients. Comprendre les processus d'une organisation pour s'assurer qu'ils produisent continuellement de la valeur est essentiel pour l'efficacité et la compétitivité des organisations. En se concentrant sur les processus, les organisations gèrent les actifs les plus importants pour servir leurs clients de manière satisfaisante.

2.3.1 Méthodes de mise en œuvre du BPM

Différents modèles de mise en œuvre de la méthodologie BPM ont été étudiés dans le but d'obtenir le succès dans les organisations. Rummler et Brache (1994) ont développé un modèle de mise en œuvre qui se déroule en quatre phases différentes : vérification générale des processus, de leur hiérarchie, de l'équipe impliquée dans les processus et l'analyse de toutes les données recueillies, à la recherche de changements.

Adesola et Baines (2005) ont présenté un modèle plus complexe pour la mise en œuvre d'un BPI (*Business Process Improvement*), avec sept étapes différentes, comme le montre la figure 4.

Figura 4 - Modelo BPI

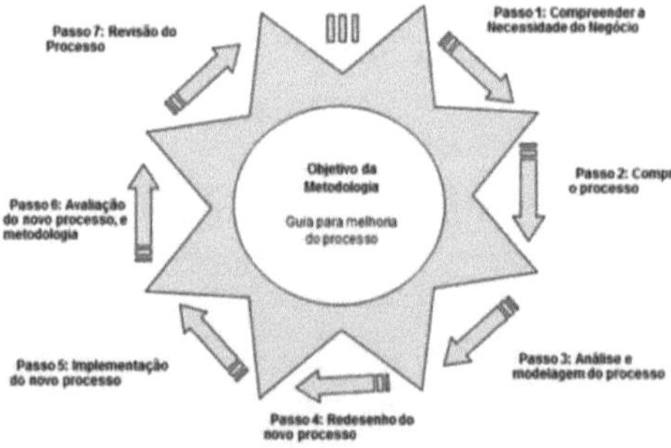

Fonte: Murlick (2014)

Pour développer le modèle d'Adesola et Baines (2005) dans une organisation, il est nécessaire de : définir et comprendre les objectifs et les valeurs de l'entreprise (étape 1), identifier les processus et les flux (étape 2), obtenir et analyser des informations détaillées sur les processus (étape 3), développer de nouvelles stratégies (étape 4), communiquer à l'organisation la mise en œuvre de nouveaux plans et processus (étape 5), évaluer si les nouvelles actions ont été positives pour l'entreprise (étape 6) et lancer le développement de nouvelles stratégies (étape 7) (MURLICK, 2014).

Pour Albuquerque et Rocha (2006), il est important d'avoir un lien entre l'offre et la demande.

la gestion des processus et la méthodologie BPM. Une série d'actions, conçues de manière linéaire, ont été élaborées pour la mise en œuvre de la gestion des processus à partir de cette association, comme le montre la figure 5.

Figure 5 - Modèle associé : gestion des processus et méthodologie BPM

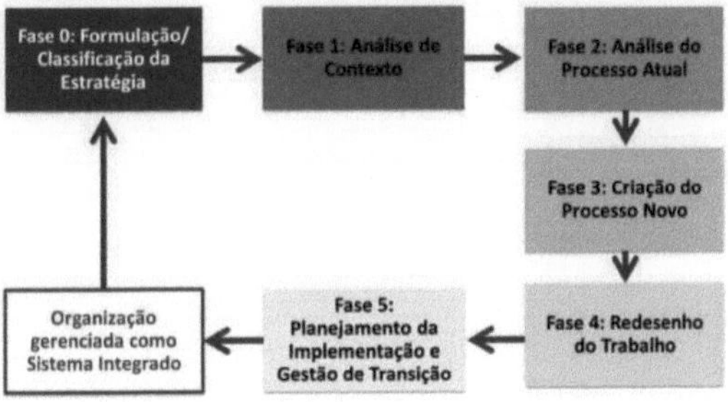

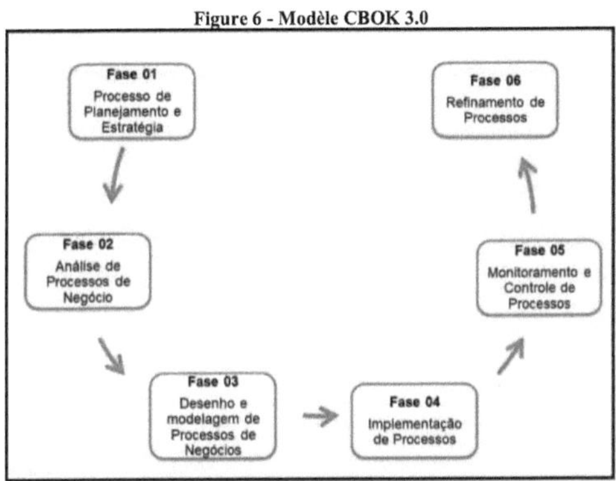

Source : Adapté de Albuquerque et Rocha (2006).

Le modèle CBOK implique les valeurs, les croyances, la culture et le leadership, étant développé pour diffuser le concept de BPM, à partir d'un guide pratique, et " standardiser les pratiques de mise en œuvre " déjà connues et appliquées dans plusieurs organisations (MURLICK, 2014).

Figure 6 - Modèle CBOK 3.0

Source : Adapté de l'ABPMP (2013).

Le modèle CBOK 3.0, représenté dans la figure 6, comprend six phases distinctes qui impliquent différents facteurs : l'organisation, la définition, le parrainage, la mesure et l'alignement des processus, les processus de sensibilisation, les technologies de l'information, la méthodologie, la culture et la stratégie (ABPMP, 2013).

Se référant à la mise en œuvre du BPM dans les organisations publiques, Pina (2013) propose à son tour la méthodologie appelée " *Gressus* " (du latin : étapes), structurée en phases, étapes et activités, selon le graphique 5.

Graphique 5 - Méthodologie Gressus pour la mise en œuvre du BPM dans les organisations publiques

Étapes	Étapes	Activités
Phase initiale	Sensibiliser au BPM	Faire des présentations
	Structurer le bureau des processus	Définir le positionnement du bureau des processus
		Définir les rôles du bureau des processus
		Définir les ressources et outils technologiques pour le bureau des processus
		Une planification élaborée pour le bureau des processus
Phase du projet	Planifier le processus de conception	Choisir les processus
		Démarrer la conception du processus
	Renforcement des ~~capacités dans les~~	Préparer les personnes impliquées dans le processus
	Modélisation des	Processus d'enquête
	Améliorer les processus	Analyser le processus
		Vérifier les normes
		Définir les indicateurs
	Mettre en œuvre les processus	**Mettre en œuvre le changement**
		Finaliser" la conception du processus
Phase continue	Gérer les processus	Suivre l'exécution des processus

Source : Oliveira (2018), adapté de Pina (2013).

Le cycle de vie de la méthodologie *Gressus* est composé de phases, représentées par des étapes et envisageant un ensemble d'activités, comme le montre le tableau ci-dessus. Le point de départ du développement de cette méthodologie spécifique pour le secteur public a été la difficulté de déployer le BPM aligné sur les systèmes d'information, ce qui se produit en raison d'une structure fonctionnelle établie par la législation. Les systèmes en exploitation ont encore une structure basée sur les fonctions, voire en raison de la méconnaissance d'une stratégie de déploiement de la gestion des processus (PINA, 2013).

Sur la base de la revue de la littérature et de la réalisation d'une étude de cas, Oliveira (2018) propose un modèle pour la mise en œuvre du BPM dans l'IFES, dans lequel il présente la description de chaque étape, selon le graphique 6.

Graphique 6 - Modèle de mise en œuvre du BPM dans l'IFES

STAGES	ÉTAPES	DESCRIPTION
Phase 1 : **Contexte organisationnel**	Comprendre le contexte organisationnel et la planification stratégique	Comprendre la mission, la vision et les valeurs de l'organisation, où elle opère, les principales parties prenantes, connaître sa planification stratégique et sa culture organisationnelle pour, sur cette base, aligner les stratégies à adopter pour la mise en œuvre du BPM.
	Diagnostiquer le niveau de connaissance de l'institution sur le BPM et quelle sera la valeur ajoutée de celui-ci	Vérifier le niveau de connaissance et de compréhension de l'organisation concernant la gestion de ses processus et identifier comment la mise en œuvre BPM lui sera bénéfique.
	Identifier et mettre en œuvre rapidement un projet pilote réussi	Définir un projet dans lequel seront sélectionnés un ou plusieurs processus permettant, avec peu d'efforts et en peu de temps, de montrer à la direction et à l'ensemble de l'organisation les avantages du BPM, favorisant ainsi le début d'un changement de culture. Pour cela, le ou les processus sélectionnés pour le projet doivent passer par toutes les étapes prévues dans la phase 5 (cartographie, analyse, amélioration et mise en œuvre).
Phase 2 : **Structuration et révision du bureau**	Structurer le bureau des processus	Créez une unité responsable du BPM, avec des personnes formées en permanence et une technologie appropriée, pour coordonner le travail de mise en œuvre du BPM. Lors de la phase 7, cette étape doit être utilisée pour réévaluer la structure du PE, si elle est cohérente avec les besoins de l'organisation.
	Définir la méthodologie, les outils et les systèmes de surveillance	Définir la méthodologie à adopter, la notation et les outils qui seront utilisés pour la mise en œuvre du BPM, ainsi que la systématique qui sera utilisée pour suivre cette action.
Phase 3 : **Élaboration de l'architecture du processus et hiérarchisation des priorités**	Identifier et caractériser les macroprocessus	Identifier les macroprocessus de l'organisation, en comprenant leur but, qui sont les personnes impliquées et où ils commencent et se terminent.
	Définir les critères de priorisation	Établir les critères qui seront utilisés pour la hiérarchisation des processus, c'est-à-dire si les processus seront sélectionnés en fonction de leur complexité, de leur degré d'importance pour l'institution, etc. Ces critères sont directement liés à la stratégie et à l'approche de mise en œuvre adoptées et peuvent être redéfinis au fil du temps.
	Sélectionnez les processus	Sur la base des critères établis à l'étape précédente, identifiez les processus qui feront partie de chaque projet.
Phase 4 : **Planification du projet**	Définir l'équipe du projet et ses responsabilités	Déterminer, parmi les personnes impliquées dans le processus sélectionné, qui seront les personnes responsables de la conduite du travail de cartographie, d'analyse et d'amélioration du processus (projet) et quelles seront leurs attributions dans ce travail. Toutes les étapes décrites dans les phases 4, 5 et 6 doivent être effectuées pour chacun des processus
	Définir la portée et le calendrier du projet	Définir la portée et l'objectif du projet, qui se compose d'un ou plusieurs processus qui seront cartographiés, analysés et améliorés, ainsi que le délai dans lequel ce travail doit être effectué.
	Responsabiliser les personnes concernées	Former l'équipe de projet sur ce qu'est le BPM et ses principes, le langage de modélisation des processus et sur la méthodologie et les outils définis dans la deuxième étape de la phase 2.
Phase 5 : **Exécution du projet**	Cartographier le processus *(tel quel)*	Caractériser (définir le début et la fin, les entrées et les sorties, les parties impliquées, etc.) et cartographier le processus, en considérant son état actuel.
	Analyser le processus	Analyser le processus, en définissant les métriques (temps, coût, valeur ajoutée, etc.) et en considérant ses objectifs, afin d'identifier les opportunités d'amélioration, en faisant toujours attention à l'impact qu'elles pourraient avoir.
	Améliorer le processus (à	Proposez les changements qui favoriseront l'amélioration des processus.
	Mettre en œuvre le processus	Mettre en œuvre le processus en tenant compte des améliorations apportées, documenter et communiquer à l'organisation les changements effectués, ainsi que former toutes les personnes impliquées sur la nouvelle norme définie.
Phase 6 : **Amélioration continue**	Suivre et contrôler la performance du processus	Effectuer un suivi périodique du processus et vérifier sa performance sur la base de la définition préalable d'indicateurs (temps, coût, valeur ajoutée, etc.) liés à l'objectif du processus.
	Affiner le processus	Agir sur le processus, en faisant les ajustements nécessaires identifiés à l'étape précédente, afin d'améliorer ses performances.
Phase 7 : **Suivi du BPM**	Suivre et contrôler le BPM	Après une certaine période, passez en revue toutes les phases et étapes précédentes afin de vérifier la nécessité de procéder à des ajustements dans l'avancement des travaux et de promouvoir des améliorations conformes à la stratégie et à la culture organisationnelle.

Source : Oliveira (2018, p. 71-72).

Branco, Torres et Vieira (2017) proposent une feuille de route pour la mise en œuvre du BPM dans un établissement fédéral d'enseignement supérieur (IFES), composée de neuf étapes :

1. Vendre l'idée à la direction générale et identifier les *sponsors* : il s'agit de convaincre la direction générale des avantages du BPM et de son adéquation avec les objectifs de l'organisation ;

2. Créer le bureau des processus : après avoir obtenu le soutien de la direction générale et identifié les sponsors, il est nécessaire de créer une unité spécifique, à savoir un bureau des processus, qui sera chargé de consolider les activités liées à la gestion des processus et de mettre en œuvre le

BPM ;

3. Définir les méthodologies et les outils : ils considèrent que la méthode de travail du PE et les normes et outils de modélisation des processus doivent être définis. "Pour que le BPM ne soit pas une initiative de changement ponctuelle, il est nécessaire d'établir l'état d'esprit de la gestion par les processus dans l'organisation ;

4. Diffuser la culture BPM : pour cette étape, les auteurs mentionnent que, à l'Université objet de l'étude, une formation est offerte aux serveurs qui sont intéressés par la modélisation de leurs processus.

5. Développer un partenariat avec d'autres IFES : afin de créer un réseau de collaboration pour l'échange d'expériences et de bonnes pratiques en matière de BPM ;

6. Construire l'architecture des processus : "fondamentale pour la mise en œuvre du BPM en tant que modèle de gestion, car elle permet de mettre en œuvre la vision par processus, progressivement, dans tous les aspects de la gestion de l'organisation".

7. Établir des indicateurs : afin de permettre le suivi de la performance du processus par rapport aux résultats attendus ;

8. Définir les propriétaires du processus : Assurer le suivi des indicateurs établis et promouvoir l'alignement des processus sur les stratégies de l'institution ;

9. Mettre en œuvre le portail de processus : pour préserver et diffuser les connaissances organisationnelles.

De la mise en œuvre du BPM, on peut attendre plusieurs avantages pour l'organisation en termes de développement institutionnel, qui seront abordés ci-dessous.

2.3.2 Avantages attendus du BPM

Les avantages du BPM sont divers et peuvent être classés en fonction des parties prenantes. Du point de vue de l'organisation, elle peut améliorer la conformité, la visibilité, la compréhension et la préparation au changement ; du point de vue du client, elle peut générer des impacts positifs lorsque les engagements sont mieux contrôlés ; du point de vue de la direction, elle peut permettre l'optimisation de sa performance tout au long du processus, l'amélioration de la planification et des projections et l'organisation des niveaux d'alerte en cas d'incidents et d'analyse d'impact. Si l'on se réfère à l'acteur du processus, il peut générer une plus grande sécurité et une meilleure conscience de ses rôles et responsabilités, une plus grande compréhension de l'ensemble, une clarté des exigences de l'environnement de travail, l'utilisation d'outils appropriés, une plus grande contribution aux résultats de l'organisation et, par conséquent, une plus grande possibilité de visibilité et de reconnaissance du travail qu'il effectue (ABPMP, 2013).

En optant pour la gestion des processus, l'organisation se concentre sur les processus de bout en bout, en étant capable de générer des processus à haute performance, plus agiles, avec moins de coûts, avec plus de précision et de flexibilité, affirmés dans leurs objectifs et qui peuvent faciliter l'action rapide face aux changements (Hammer, 2015).

Barbará (2008) met l'accent sur les questions liées à la garantie d'une analyse fiable et d'un processus de changement plus simple, plus rapide et moins coûteux, à la réalisation des objectifs et des buts stratégiques, à la facilitation de la normalisation des activités, à la stimulation constante de l'évaluation et de la mise en œuvre d'actions d'amélioration de la gestion, en plus de citer la satisfaction du client, l'amélioration de la communication, de la planification, de l'organisation, de la direction et du contrôle de tout ce qui est fait dans les organisations.

Paludo (2013) affirme que les avantages pratiques du BPM sont nombreux, tels que la possibilité de représentation graphique des procédures, des flux et des déviations ; la standardisation des processus ; permet des modifications pour répondre aux changements du marché ; fournit des subventions pour la prise de décision ; se concentre sur le présent et le futur, permettant la proactivité afin de saisir les opportunités ; offre la sécurité que les règles sont suivies ; permet l'élimination ou la réduction des tâches manuelles et élimine les activités qui n'apportent pas de valeur ajoutée ou qui sont répétées ; entre autres.

Rummler et Brache (1994), en se référant aux modèles de mise en œuvre, attirent l'attention sur l'existence d'une forte possibilité de problèmes dans les procédures et, par conséquent, il est nécessaire de faire une analyse des facteurs critiques pour la mise en œuvre de nouveaux processus (RUMMLER ; BRACHE, 1994), qui seront traités dans ce chapitre.

2.3.3 Techniques et méthodes de découverte de processus

Selon Dumas *et al.* (2013), dans l'identification des processus il est choisi un problème d'entreprise à résoudre. Ainsi, les processus qui lui sont liés sont identifiés, délimités et reliés entre eux, formant l'architecture des processus. Dans la découverte du processus se produit son identification dans le mode "*AS-IS*", c'est-à-dire, comment il est exécuté.

Les projets de découverte de processus exigent une planification consciencieuse et la coordination d'entretiens avec plusieurs experts du domaine dans un laps de temps limité. Dumas *et al.* (2013) affirment qu'il existe trois catégories de techniques de découverte : les techniques fondées sur les preuves, les techniques fondées sur les entretiens et les techniques fondées sur les ateliers :

Dans la classe fondée sur les preuves, trois méthodes sont abordées : l'analyse de documents, l'observation et la découverte automatique de processus. Dans le cas de l'analyse de documents, il existe certains problèmes potentiels dans l'analyse, à savoir : une grande partie de la documentation disponible sur les opérations d'une entreprise n'est pas facilement organisée de manière orientée vers les processus ; de nombreux documents ne montrent pas nécessairement la réalité, parce qu'ils sont dépassés et ou indiquent comment les choses devraient fonctionner de manière idéaliste, et non comment les gens les conduisent dans la réalité.

En ce qui concerne l'analyse de documents associée à la découverte automatique de processus, on peut souligner Li *et al.* (2015), qui utilisent l'extraction de lexique de processus pour trouver tous les attributs liés à l'exploration de processus à partir d'une base de données d'entreprise. la technique consiste à créer un dictionnaire à partir de deux sources : (1) les documents relatifs aux processus d'affaires propres à l'entreprise, et (2) les références aux processus standard de l'industrie. Chaque entreprise établit et archive différents types de documents qui enregistrent ses processus commerciaux. Ces documents comprennent des cartes de processus, des politiques d'entreprise, des formulaires, des commandes, des reçus, des formulaires, etc. Compte tenu de la grande quantité d'informations, ces documents constituent une riche collection pour l'extraction de lexiques liés aux processus d'affaires.

Se référant uniquement à la découverte automatique de processus, Rahmadi *et al.* (2017) affirment que le Service Mining est une solution pour aider à analyser le processus métier dans les services, c'est-à-dire appliquer la technique du process mining aux services. Pour mieux comprendre les services, il est nécessaire de connaître les interactions entre les services. Les interactions de service conduiront à des relations de processus.

Van der Aalst (2011) affirme que les techniques d'exploration des processus peuvent être classées en trois catégories, à savoir la découverte des processus, la conformité des processus et l'analyse des performances des processus. Les techniques d'exploration de processus permettent de découvrir des modèles de processus à partir de données historiques dans divers systèmes informatiques. Le Process Mining peut également fournir des informations sur la performance des processus en effectuant des simulations de processus. Les analyses typiques de la performance des processus comprennent l'analyse du temps de cycle, l'analyse des goulets d'étranglement, l'analyse du coût du processus, etc., ce qui permet de revoir la conception du processus et de l'améliorer en permanence.

Selon Conforti *et al.* (2016), les modèles BPMN se composent uniquement de tâches et de portails. L'auteur présente une technique de découverte automatique des processus, appelée BPMN Miner, qui génère des modèles BPMN à partir des journaux d'événements. Outre l'exploration des constructions de modélisation hiérarchique BPMN, BPMN Miner utilise des mécanismes pour détecter les sous-processus, grâce à des techniques de détection de dépendance d'exclusion fonctionnelle dans un ensemble de groupes de procédures correspondant aux processus et aux sous-processus.

Selon Dumas *et al.* (2013), la découverte de processus basée sur l'entretien, se réfère à des méthodes qui sont basées sur des entretiens avec des experts du domaine sur la façon dont un processus est exécuté, on devrait clarifier quels intrants sont attendus des activités précédentes, quelles décisions sont prises et dans quel format les résultats d'une activité sont transmis à quelle partie ultérieure. Enfin, la découverte en atelier permet d'obtenir un riche ensemble d'informations sur le processus d'entreprise. La mise en place peut être organisée de manière à ce que les contributions à la discussion soient immédiatement utilisées pour modéliser le processus. L'animateur se charge d'organiser les contributions verbales des participants.

Damij *et al.* (2008) affirment que la découverte des processus d'affaires est un problème très difficile qui nécessite une technique efficace pour l'aider à le résoudre. Ils proposent une technique en trois étapes : les deux premières étapes consistent à préparer des idées sur les processus d'affaires et leur fonctionnement dans l'entreprise, discutées en menant des entretiens avec la direction aux niveaux stratégique, managérial et opérationnel. La troisième et la plus importante se concentre sur la réalisation des processus d'affaires à travers le développement du tableau des processus (tableau 1), qui nécessite une équipe pour définir chaque processus d'affaires, en le reliant à ses processus de travail impliqués dans les différents domaines fonctionnels de l'entreprise.

Tableau 1 - Tableau des processus

| | | Processus d'entreprise |
Domaine fonctionnel	Processus de travail	Chirurgie
Bureau	Registre	
	Hospitalisation	
Bloc opératoire	Récupération	
	Performance de l'anesthésie	
	Exécution de la chirurgie	

Source : Damij *et al.* (2008, p.2).

Selon Dumas *et al.* (2013), les différentes méthodes de découverte de processus ont des forces et des limites. Ceux-ci peuvent être discutés en termes d'objectivité, de richesse de l'information, de consommation de temps et d'immédiateté du *retour d'information*.

En ce qui concerne l'objectivité, les méthodes de découverte fondées sur les preuves offrent généralement le meilleur niveau d'objectivité. Les documents, les enregistrements existants et l'observation permettent d'avoir une vision impartiale du fonctionnement d'un processus. Les conclusions tirées des entretiens et des *ateliers* doivent être fondées sur les descriptions et les interprétations des personnes impliquées dans le processus. Cependant, il existe un risque que ces personnes aient des perceptions et des idées sur le fonctionnement du processus, qui peuvent être partiellement incorrectes. Pire encore, l'analyste de processus court également le risque que les experts du domaine cachent de manière opportuniste des informations pertinentes sur le processus.

Cela peut être le cas si le projet de découverte de processus se déroule dans un environnement politique où les groupes de parties prenantes du processus craignent de perdre leur pouvoir, leur influence ou leur position.

En ce qui concerne la richesse de l'information, bien que les méthodes de découverte basées sur les entretiens et les *ateliers* présentent certaines limites en termes d'objectivité, elles sont généralement bonnes pour fournir des informations détaillées sur le processus. Les experts du domaine participant aux entretiens et aux *ateliers* sont une bonne source pour clarifier les raisons et les objectifs de la mise en place d'un processus tel qu'il est. S'entretenir avec des experts du domaine permet également de mieux connaître l'historique du processus et l'organisation impliquée.

Quant à la consommation de temps, les méthodes de découverte sont différentes. Alors que la documentation de l'entreprise et un processus spécifique peuvent facilement être mis à la disposition d'un analyste de processus, il est beaucoup plus long de mener des entretiens et des *ateliers*. Alors que la découverte basée sur les entretiens fait l'objet de plusieurs itérations de *retour d'information*, il est difficile de programmer des *ateliers* avec de multiples experts du domaine dans un court délai. La découverte automatisée de processus implique généralement une quantité importante de temps pour extraire, reformater et filtrer les informations. L'observation passive nécessite également un temps de coordination et d'approbation. Dans le cas où la découverte se fait en atelier, elle est plus efficace car les perceptions contradictoires sur le fonctionnement d'un processus peuvent être facilement résolues par les parties concernées. Quant aux entretiens, ils offrent la possibilité de poser des questions lorsque des aspects liés au processus ne sont pas clairs.

Quant à l'immédiateté du *retour d'information, les* méthodes qui reposent directement sur la conversation sont généralement plus efficaces. La découverte est la meilleure dans ce sens, car les perceptions contradictoires sur le fonctionnement d'un processus peuvent être directement résolues par les parties concernées. Lorsque des questions se posent sur des détails spécifiques d'un processus, il peut être nécessaire de recourir à des méthodes de découverte fondées sur des preuves.

2.3.4 Maturité du processus

L'évaluation du niveau de maturité des processus est un élément important pour la mise en œuvre du BPM (ROHLOFF, 2010 ; TUCEK ; BASL, 2011). Le niveau de maturité est obtenu en comparant l'état actuel avec les pratiques définies dans les modèles de maturité disponibles dans la communauté. Les évaluations de la maturité sont utiles pour identifier et traiter les éventuelles lacunes (ABPMP, 2013).

Un modèle de maturité des processus fournit une approche disciplinée pour identifier les processus et définir des actions d'amélioration alignées sur les objectifs stratégiques de l'entreprise et cohérentes avec le stade de maturité de ses processus (SIQUEIRA, 2005).

Pour une meilleure compréhension de la maturité, on peut représenter les états des processus par leur courbe de maturité, composée des stades de maturité présentés dans le tableau 7.

Tableau 7 - États de maturité des processus

État de maturité	Observations
Ad-hoc : peu ou pas de compréhension et de définition des processus interfonctionnels de bout en bout et faible visibilité sur les véritables moyens de fournir de la valeur au client.	**Problèmes** : clients insatisfaits, employés sans pouvoir de décision et peu satisfaits de leur travail, manque d'engagement, valorisation de l'individu et non de l'équipe, perte de temps à essayer de corriger les erreurs, managers sans vision d'ensemble, forte variation dans la manière de travailler, projets technologiques n'apportant pas la valeur attendue, entre autres.
État défini : réaliser des investissements dans les capacités qui soutiennent la planification et la définition du processus, la conception détaillée, la création et la mise **en œuvre du processus. Dans la planification, on comprend mieux ce qu'est un processus** d'entreprise, comment il relie les procédures au niveau opérationnel et apporte de la valeur au client, on voit apparaître des architectes et des analystes de processus, la normalisation, l'utilisation d'outils de modélisation et l'analyse des processus. Dans l'exécution, on constate une réduction des chevauchements et des conflits entre les équipes, une meilleure intégration entre les secteurs et une concentration	**Problèmes** : incapacité à tenir les promesses faites aux clients, à communiquer les attentes en matière de performance aux équipes, à assurer la cohérence et la répétabilité des processus, à contrôler les coûts d'exploitation.
État contrôlé : **Ils** en viennent à reconnaître les processus de travail comme des actifs et investissent dans des capacités qui soutiennent le suivi des performances et les rapports sur le changement et l'amélioration continue. Il y a une meilleure compréhension de la gestion de la performance des processus, un investissement dans les outils et les techniques pour établir des objectifs d'efficacité et d'efficience, l'émergence de propriétaires et de gestionnaires de processus, le développement de mécanismes internes formels pour analyser la performance des processus, la facilitation de la collaboration interfonctionnelle et la standardisation des protocoles de	**Problèmes** : incapacité à prouver que l'investissement dans la maturation des processus a produit des résultats réels, incapacité à démontrer le retour sur investissement, absence de mécanisme de mise à jour des processus suite à des changements dans l'entreprise et l'environnement.
État d'architecture : l'architecture est l'identification et la définition des composants et des relations entre les composants : produits et services, capacités, processus, procédures, clients, objectifs, stratégies, vision, entre autres. *Investissement dans les capacités qui soutiennent la planification et la définition*. Elle est mise en avant dans la planification stratégique, l'architecture d'entreprise, l'architecture des processus, l'architecture de l'information, l'architecture des applications et l'architecture de l'infrastructure technologique.	**Problèmes** : incapacité à évaluer l'impact des changements sur les différents composants, à identifier et à corriger efficacement les problèmes découlant de changements non planifiés, à identifier les exigences d'interopérabilité des composants et les possibilités de réutilisation, à accroître l'efficacité opérationnelle et à éviter les reprises coûteuses.
État géré de manière proactive : capacité à anticiper et à planifier le changement afin de le maîtriser ou d'empêcher qu'il ne compromette la fourniture de valeur au client ; capacité à contrôler le changement aux différents niveaux de l'organisation, en étant capable de répondre facilement et de manière appropriée aux changements réglementaires et autres pressions ; capacité à optimiser la manière dont les fonctions	Les organisations pratiquant la gestion proactive ont mûri et mis en œuvre des capacités permettant de soutenir le cycle PDCA dans un système de gestion continue.

Source : Adapté de l'ABPMP (2013).

Compte tenu de l'importance du BPM pour la transformation et le changement organisationnel des entreprises, la question se pose de savoir comment différentes organisations peuvent réaliser le BPM. A partir de l'observation du tableau, on peut déduire que différentes organisations ont différents états de maturité de leurs processus. Une analyse à partir du diagnostic de ces états pourrait être intéressante et apporterait une valeur ajoutée à un plan d'initiatives d'amélioration.

2.3.5 Facteurs critiques de succès pour la mise en œuvre du BPM

Hammer et Champy (1995) estiment que les inconvénients organisationnels internes et externes, ainsi que les difficultés à les surmonter, sont les principaux facteurs à analyser. Ces inconvénients peuvent être appelés facteurs critiques de succès (CSF), qui à leur tour, selon Murlick (2014) mettent l'accent sur les procédures qui peuvent contribuer avec la performance de l'organisation.

De Sordi (2012) estime que les changements dans l'organisation ne doivent pas se produire de manière radicale, il est donc nécessaire d'avoir une planification qui implique la formulation des processus. L'auteur considère également comme des facteurs critiques le parrainage de la haute direction et l'apprentissage des nouvelles technologies, montrant la nécessité d'accéder à des informations qui démontrent l'importance et les avantages de la gestion des processus et des procédures impliquées.

L'ABPMP (2013) indique que les efforts impliquant la réussite de la gestion des processus prennent en compte un ensemble de facteurs, notamment les pratiques organisationnelles et technologiques. Davidson et Holt (2008) décrivent les raisons pour lesquelles les projets BPM ont tendance à échouer, en indiquant comme principales causes le manque de vision stratégique, les projets à faible impact et la gestion peu axée sur les changements. Ensuite, certains des facteurs pertinents pour cette recherche sont brièvement décrits et sont présentés dans le graphique 8.

Graphique 8 - CCA pertinents trouvés dans la littérature

Facteurs	Description
Méthodologie de mise en œuvre structurée propre	Il est bon de rappeler que la BPM guide les organisations dans l'élaboration de principes et de bonnes pratiques de gestion des ressources, mais ne prescrit pas de structures de travail, de méthodologies ou d'outils spécifiques. Ainsi, c'est à l'organisation elle-même d'ajuster la bonne utilisation en fonction de sa réalité (ABPMP, 2013).
Une culture adaptée au changement	L'un des facteurs critiques de réussite dans la transformation d'une entreprise par le biais d'un changement de processus est la réceptivité des personnes et leur véritable engagement envers les nouvelles façons de faire les choses (*To Be*). À cette fin, une "culture de processus" doit être établie, avec des valeurs, des stigmates et des comportements orientés vers les processus, avant même de penser au processus de changement lui-même (BUCHER ; WINTER, 2010).
Formation des équipes de processus	Les experts en BPM fournissent un soutien dans toutes les phases du projet BPM, de la stratégie à la mise en œuvre et au contrôle (DAVIDSON ; HOLT, 2008) ; ils s'assureront que toutes les étapes nécessaires du projet sont exécutées et que les besoins des parties prenantes sont satisfaits (BROCKE ; ROSEMANN, 2013).
Soutien/action de la direction générale	Albuquerque et Rocha (2006) indiquent que la mise en œuvre de la vision par les processus doit être exécutée par phases, ce qui commence par la sensibilisation de la direction de l'organisation. Garder les personnes à haut pouvoir de décision alliées à la portée du projet est considéré comme primordial
Participation de l'équipe commerciale	L'aspect qui différencie le plus les organisations guidées par des processus des organisations traditionnelles est l'existence du gestionnaire, le propriétaire du processus, qui a une grande expérience professionnelle et personnifie l'engagement de l'organisation (VINHEIROS, 2008). Ils doivent être encouragés à travailler dans un environnement qui leur permet de faire preuve de créativité et de flexibilité dans l'exécution de leurs tâches, à condition qu'ils comprennent les objectifs de la vision par les processus (JESTON ; NELIS, 2008).
Alignement sur la planification stratégique	Le BPM doit être aligné sur la stratégie globale d'une organisation, les processus doivent être conçus, exécutés, gérés et mesurés en fonction des priorités définies dans la stratégie (BROCKE ; ROSEMANN, 2013).
Suivi avec les indicateurs de processus	L'effort pour avoir un cycle d'amélioration continue qui ajoute de la valeur à l'organisation et au client final, ne sera garanti que par des indicateurs de performance liés aux processus. Ces indicateurs permettront de suivre les trajectoires futures de l'institution et de présenter de manière plus claire le chemin à parcourir, en visant toujours à atteindre les objectifs précédemment établis (ABPMP, 2013).
Solutions automatisées	L'automatisation des processus doit être pensée et alignée sur plusieurs autres facteurs, car tout comme elle a beaucoup à collaborer, elle peut apporter des inconvénients dans un changement soudain de la "façon de faire" certains processus. Les caractéristiques stratégiques et culturelles doivent être prises en compte avant que la solution elle-même ne devienne obsolète (TRKMAN,

Source : adapté de Torres (2015, p. 61)

En se référant au cas spécifique des solutions automatisées, les nouvelles technologies doivent être transmises aux membres qui composent l'organisation (DAVIS, 1989 ; VENKATESH, 1999). Ce facteur critique implique l'adaptation aux technologies et les changements dans la culture organisationnelle établie (MURLICK, 2014).

Parmi les études réalisées sur la mise en œuvre des FCS, les principales seraient le soutien à la haute direction et des stratégies et objectifs bien définis (BERGAMASCHI ; REINHARD,

2003). Pour l'ABPMP (2013), il est mis en avant comme principaux facteurs de mise en œuvre du BPM, le leadership exécutif, la maturité des processus métiers, entre autres.

2.4 ARCHITECTURE DES PROCESSUS

L'architecture des processus est essentielle pour la mise en œuvre du BPM, et peut être définie comme une vue de haut niveau de ce que fait l'organisation à travers les macroprocessus de gestion, d'exploitation et de support (BITITITCI *et al.*, 2011). Dumas *et al.* (2013) affirment que la compréhension du premier niveau des processus est la phase la plus importante de la définition de l'architecture de processus (AP).

2.4.1 Concepts d'architecture de processus

L'architecture des processus décrit ce que fait l'organisation et commence au niveau le plus élevé de l'organisation, fournissant la portée et le contexte pour les autres niveaux. En outre, l'architecture des processus est le moyen d'intégrer de manière traçable les résultats des routines de travail avec la fourniture de valeur aux parties prenantes et avec les objectifs stratégiques. L'objectif de la construction de l'architecture des processus est de déterminer (BURLTON, 2010) : (i) l'ensemble des chaînes de valeur, des flux de valeur, des processus et des sous-processus ayant de la valeur pour les *parties prenantes de* l'entreprise ; (ii) les processus de base - ceux qui génèrent de la valeur pour les clients de l'organisation ; (iii) les processus de gestion et de soutien qui soutiennent les processus de base ; (iv) la carte de haut niveau des processus et des attributs ; (v) les KPI (*Key Performance Indicators)* des processus architecturés.

Alors que l'architecture d'entreprise doit représenter les spécifications stratégiques, en répondant aux questions liées au "quoi" de l'organisation, l'architecture de processus répond au "comment" par la spécification de la structure, du comportement et des informations logistiques. Cela comprend, respectivement, la hiérarchie des unités organisationnelles et des rôles commerciaux, la hiérarchie des processus commerciaux, y compris les entrées et les sorties, les mesures et les niveaux de service, ainsi que les objets d'information commerciale et les flux d'information. En outre, l'architecture de processus démontre la relation et les dépendances entre les éléments mentionnés (WINTER ; FISCHER, 2006).

L'auteur Aredes (2013) dans son travail sur le sujet, cite quelques aspects pertinents de l'architecture des processus, selon le tableau 9.

Aspecto mencionado
Deve prover visão hierárquica dos processos da organização: apresenta um modelo hierárquico dos processos que parte do alto nível, mostrando "o que" a organização faz e sua cadeia de valor, para o baixo nível, mostrando "como" a organização faz e seus processos operacionais e de suporte.
Deve evidenciar o relacionamento entre os processos da organização: mostra o relacionamento dos processos "fim a fim" entre os diferentes níveis hierárquicos e áreas funcionais a partir do foco no cliente.
[illegible]
[illegible]
[illegible]
Doit montrer l'alignement entre les processus et la stratégie de l'organisation : déploie les objectifs stratégiques et de valeur pour les clients et les *parties prenantes dans les* actions quotidiennes de tous les processus.
Doit montrer l'alignement entre les processus et les ressources de l'organisation : il montre quelles sont les ressources de l'organisation qui soutiennent les processus d'affaires. Deux points font l'objet d'une attention particulière : l'alignement avec les technologies de l'information (TI) et entre les processus de gestion des personnes.
Il doit servir de mécanisme de mesure et de changement : il définit des indicateurs pour chaque processus et, grâce à la vision des relations entre les processus, permet de médiatiser l'impact qu'un processus a sur les autres et sur l'organisation, en aidant à l'analyse des processus qui doivent être la cible des initiatives de projet de changement.

Source : adapté de Aredes (2013, p.27)

Les processus représentent ce qu'une organisation fait, étant définis comme des transformations interfonctionnelles visant à apporter de la valeur aux clients. Ainsi, l'objectif de l'architecture de processus est de fournir une représentation hiérarchique de haut niveau qui intègre les processus de l'entreprise. L'architecture fournit un mécanisme coordonné pour les transformations et les améliorations, car elle est un moyen de comprendre le fonctionnement de l'organisation (SMART *et al.*, 2009 ; PRITCHARD ; ARMISTEAD, 1999).

En adoptant le BPM à un niveau stratégique, les organisations doivent revoir leur forme et leur structure. Ce changement de vision implique de comprendre l'organisation comme un ensemble de processus opérationnels. Ce changement commence par la définition d'une architecture de processus à un niveau élevé (ARMISTEAD *et al.*, 1999). Dijkman, Vanderfeesten et Reijers (2011) définissent l'architecture de processus comme une vue organisée des processus d'affaires, de leurs relations et de leurs directives.

Smart *et al.* (2009) soulignent le fait que de nombreuses organisations se concentrent sur les processus individuellement et ne parviennent pas à avoir la vision d'un ensemble de processus intégrés. Ainsi, ils finissent par construire des modèles avec de multiples processus, mais n'identifient pas les flux physiques et d'informations qui interconnectent ces processus, contribuant à la formation de silos horizontaux qui présentent des inefficacités au même titre que les silos fonctionnels.

Une caractéristique des processus d'entreprise est leur nature de bout en bout. Ainsi, les processus traversent toute l'organisation et doivent être gérés de manière coordonnée. L'architecture des processus est le moyen de réaliser cette coordination et doit être revue et mise à jour périodiquement (SMART *et al.*, 2009).

Une architecture typique de haut niveau décrit les moyens par lesquels l'organisation crée de la valeur, indépendamment des fonctions organisationnelles. L'architecture des processus définit les 42objectifs des tâches et décrit le fonctionnement de l'organisation, en déterminant les acteurs, les informations et où et quand les tâches doivent être exécutées (GUETAT ; DAKHLI, 2014). L'architecture des processus doit également refléter la perspective systémique requise dans le BPM, elle doit donc contenir l'identification des ressources utilisées par les processus, les entrées et les sorties et les contrôles des processus (SMART *et al.*, 2009).

Pour Antonucci et Goeke (2011), les processus d'une organisation peuvent être représentés à différents niveaux, **en** montrant ce qui est réalisé jusqu'à la manière dont cela est fait. Aux niveaux les plus élevés se trouvent les vues de bout en bout qui permettent de comprendre la génération de valeur dans l'organisation. Viennent ensuite les processus d'entreprise dans une vision plus large, puis les processus comportant des éléments plus détaillés. Viennent ensuite les procédures et les instructions de travail qui détaillent certaines parties des processus du niveau précédent. Enfin, il y a les transactions et les contrôles qui permettent d'exécuter chaque tâche. Cette composition permet de comprendre comment chaque activité de l'organisation contribue à la génération de valeur, puisqu'on dispose d'une chaîne de connexion allant de la tâche au processus de bout en bout.

La construction d'un modèle architectural vise à établir une compréhension partagée d'un système à un niveau élevé, à construire des implémentations et à gérer les complexités. En ce qui concerne le BPM, l'architecture s'avère fondamentale pour l'analyse et l'amélioration de la création de valeur et de la performance organisationnelle. L'architecture de processus doit corréler le modèle d'entreprise avec l'ensemble des modèles de processus (KOLIADIS *et al.*, 2008).

Il existe une relation étroite entre les processus et les technologies de l'information, qui sont des couches de l'architecture de l'entreprise. Guetat et Dakhli (2014) affirment que pour développer des solutions informatiques de qualité, il est nécessaire d'avoir une architecture de processus connectée à la stratégie de l'organisation. En outre, cette architecture doit identifier les processus qui génèrent de la valeur. Plus précisément, les auteurs constatent que l'alignement entre l'informatique et l'entreprise consiste à établir un lien correct entre l'architecture des processus et l'architecture des systèmes d'information.

2.4.2 Modèles d'architecture de processus

Les modèles de référence sont utilisés comme paramètres pour accélérer la création d'une architecture de processus, en aidant à définir les principaux processus transversaux de l'organisation. L'objectif est de tirer parti des expériences et des ressources existantes dans le monde afin que les organisations trouvent et utilisent les meilleures pratiques au lieu d'essayer de créer quelque chose qui existe déjà. Elles peuvent être : applicables à différents types d'organisation ; spécifiques à un segment d'activité ; spécifiques à un domaine de connaissances ; spécifiques à une technologie (ABPMP, 2013).

Le modèle hiérarchique est défini par Smart *et al.* (2009) comme un modèle de gestion des macro-processus, processus, sous-processus, activités et tâches. À son tour, Harmon (2010) définit la hiérarchie des processus à partir du niveau 0, qui représente la chaîne de valeur de l'organisation, jusqu'au niveau 1, où chaque élément de la chaîne de valeur est divisé en un ensemble de processus, qui à leur tour peuvent être divisés en d'autres sous-processus, niveau 2, et ainsi de suite, étant donné que la vision du macro-processus, du processus et du sous-processus dépendra du point de vue de l'observateur, suivant l'exemple des modèles *American Productivity and Quality Center* (APQC) et le modèle de Dijkman, Vanderfeesten et Reijers (2011).

En 1996, l'*American Productivity and Quality Center* (APQC) a publié la première version d'un modèle de classification des processus (*Process Classification Framework* - PCF), utilisé comme base pour l'organisation des processus dans plusieurs entreprises (O'LEARY, 2007). Le PCF de l'APQC présente une taxonomie des processus d'entreprise multifonctionnels dans le but de faciliter l'amélioration par la gestion des processus et le benchmarking. Le PCF dépeint la manière dont les organisations font des affaires dans le monde entier, ce qui permet de comparer les performances à l'intérieur et à l'extérieur de l'organisation. Le modèle est revu et mis à jour périodiquement dans le but de le garder applicable à tout type d'entreprise. Malgré cela, des modèles ont été développés pour des entreprises spécifiques (APQC, 2014).

Le modèle classe les processus en cinq niveaux :

(i) . Niveau 1 - CATEGORIE : représente le plus haut niveau de processus dans la société. Par exemple : gestion du service clientèle, achats, organisation financière et ressources humaines.

(ii) . Niveau 2 - GROUPE DE PROCESSUS : représente un ensemble de processus. Par exemple : achat, paiement, recrutement, développement de la stratégie de vente.

(iii) . Niveau 3 - PROCESSUS : séquence d'activités interdépendantes qui transforment des intrants en extrants. Les processus consomment des ressources et répondent à des systèmes de contrôle. Par exemple : mener une restructuration des opportunités, établir la disposition et la distribution des centres, organiser des événements de recrutement.

(iv) . Niveau 4 - ACTIVITÉ : ce sont les événements clés réalisés lors de l'exécution d'un processus. Par exemple : recevoir les commandes des clients, résoudre les plaintes des clients, négocier les contrats d'achat.

(v) . Niveau 5 - TASK : les tâches sont décomposées en activités qui présentent une granulation plus fine et peuvent varier de manière significative entre les organisations. Par exemple : obtenir un financement, reconnaître le projet, effectuer une récompense.

Le modèle de Dijkman, Vanderfeesten et Reijers (2011) est présenté à la figure 7.

Figure 7 - Différents niveaux de détail dans l'architecture des processus

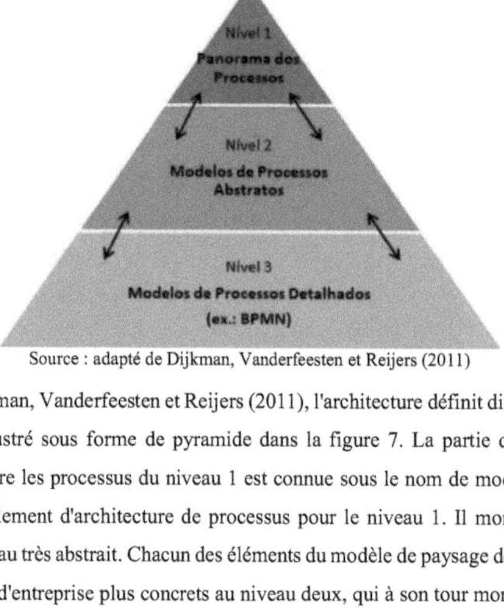

Source : adapté de Dijkman, Vanderfeesten et Reijers (2011)

Selon Dijkman, Vanderfeesten et Reijers (2011), l'architecture définit différents niveaux de détail. Ceci est illustré sous forme de pyramide dans la figure 7. La partie de l'architecture de processus qui couvre les processus du niveau 1 est connue sous le nom de modèle de paysage de processus ou simplement d'architecture de processus pour le niveau 1. Il montre les principaux processus à un niveau très abstrait. Chacun des éléments du modèle de paysage des processus pointe vers des processus d'entreprise plus concrets au niveau deux, qui à son tour montre les processus à un degré de granularité plus fin, mais toujours de manière très abstraite. Chaque élément du niveau 2 renvoie à un modèle de processus de niveau 3. Les modèles de processus de ce troisième niveau montrent les détails des processus, notamment le flux de contrôle, les entrées et sorties de données et l'affectation des participants. L'approche développée par Dijkman, Vanderfeesten et Reijers (2011) conduit à une architecture de processus au niveau un selon deux dimensions : le type de cas et la fonction métier. La dimension "type de cas" classe les produits ou services d'une organisation en utilisant des propriétés telles que le type de produit, par exemple les jouets ; le type de service d'assurance, qui peut être décomposé en assurance automobile et assurance habitation ; le canal : contact personnel, contact téléphonique ou via Internet ; et enfin le type de client : privé ou entreprise. La dimension fonctionnelle classe les fonctions d'une organisation, par exemple, les achats, la production et les ventes. La fonction d'achat, peut à son tour être décomposé en fonctions de sélection des fournisseurs et d'achat opérationnel.

Dijkman, Vanderfeesten et Reijers (2011) affirment que les deux étapes précédentes de l'approche décrite conduisent à une matrice dont les colonnes sont constituées de différents types de cas et les lignes de différentes fonctions. La figure 8 montre un exemple de matrice cas/fonction.

Figure 8 - Matrice type de cas/fonction commerciale

		Cas			
		Pays-Bas		Belgique	
		Composé	Simple	Composé	Simple
Gestion des risques	Évaluation des risques liés aux produits	Développer l'h	Lenteur e> Évaluation	.. > ode Prdiduto	
	Évaluation du risque client	r ˣ	X	X	
Courtier en hypothèques	Sélection	X		X	
	Offre	ˣ Ap	ication de l'hypot	eca ˣ	
	Recrutement	X	X	X	
Finances	Paiement	X	X	X	
	Collection	**X**	X	x✓	
Développement de produits		Desénvolvin	Lenteur et évaluation	Pràduct	

Source : adapté de Dijkman, Vanderfeesten et Reijers (2011)

La matrice montre une décomposition des types de cas par type de client, ce qui donne trois types de cas : un pour les clients privés, un pour les entreprises et un pour les clients internes. La figure montre également une décomposition fonctionnelle en trois fonctions principales et une décomposition ultérieure de ces fonctions principales. Les fonctions de gestion et d'assistance sont réalisées uniquement pour les clients internes, tandis que les fonctions opérationnelles sont réalisées pour les clients privés et les entreprises. Selon Dijkman, Vanderfeesten et Reijers (2011), une matrice cas/fonction peut être divisée en plusieurs matrices dans le but d'améliorer la lisibilité.

2.4.3 Rôles dans l'architecture des processus

Selon Branco (2016) c'est un aspect important dans l'architecture l'établissement clair des responsabilités pour chaque processus, c'est-à-dire, il faut définir qui.

gérera l'exécution des processus, leurs performances et leurs améliorations. Burlton (2010) met en évidence six rôles :

(i) . Leader de processus : responsable de l'achèvement d'une instance de processus spécifique pour un client ou un demandeur, du lancement du processus à la livraison du résultat.

(ii) . Gestionnaire de processus : planifie, dirige et contrôle un ensemble donné de processus, d'instances et de ressources afin d'obtenir les résultats quotidiens escomptés. Recevoir les rapports des responsables de processus.

(iii) . Process *Steward* : responsable des conceptions, des guides et des facilitateurs liés à un processus métier. Il doit planifier et parrainer l'élaboration et la mise en œuvre du processus, ainsi que surveiller ses performances et évaluer son alignement sur les conditions du marché.

(iv) . Process Executive : régit un groupe logique de processus d'entreprise au niveau du flux ou de la chaîne de valeur. Il est responsable des changements de performance et de supervision.

(v) . *Coordonnateur de l'intendance* - soutient, habilite et forme les régents. Fournit les services requis par les cadres et les régents.

(vi) . Conseil de gestion des processus - réunit les régents et les cadres pour l'établissement de normes, la coordination, la modification des priorités et la résolution des problèmes.

Burlton (2010) souligne en outre qu'un conseil de gestion des processus peut être formé à des fins de gouvernance, pour assurer le partage des connaissances, la motivation, la cohérence, le contrôle et la synchronisation de l'architecture, selon la figure 9.

Figure 9 - Rôles de la gouvernance des processus

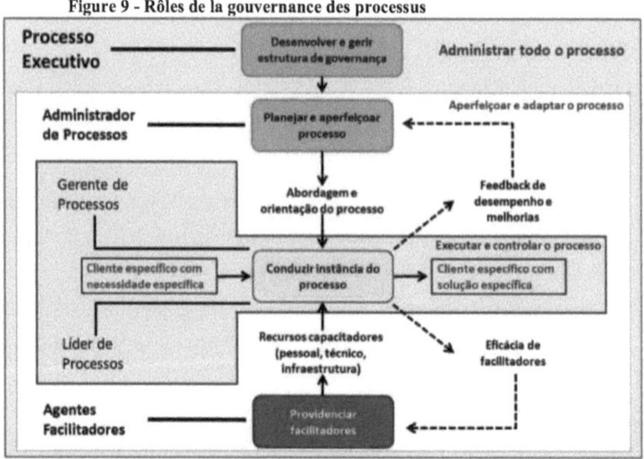

Source : adapté de Burlton (2010)

White (2016) souligne que la mise en place de propriétaires de processus est présentée par plusieurs auteurs comme un élément clé du BPM. Les propriétaires de processus sont des personnes ou des groupes de personnes responsables de la gestion de la performance du processus, de la fourniture des ressources nécessaires à son exécution et de la garantie que les personnes travaillant sur le processus le comprennent, sont formées et reçoivent la reconnaissance nécessaire pour le succès du processus. En outre, les propriétaires de processus agissent en interface avec les autres processus de l'organisation, ce qui renforce la perspective systémique du BPM (SMART *et al.*, 2009).

Les propriétaires de processus sont les propriétaires d'un processus de haut niveau (d'entreprise), étant responsables de ses performances et de ses améliorations constantes. Ils doivent avoir une connaissance de l'organisation et de l'interconnexion de leur processus avec les autres, en plus de l'architecture des processus de l'organisation et des systèmes utilisés dans leur domaine d'activité, y compris la capacité d'utiliser des indicateurs pour gérer leurs processus. Il est responsable du processus de bout en bout, ainsi que de l'imputabilité de son résultat (CAPOTE, 2011).

Le coordinateur de processus est une extension du propriétaire du processus qui travaille dans les processus de niveau 2 ou 3. Il doit avoir des connaissances sur le processus qu'il coordonne, sur l'architecture du processus et sur les systèmes qui soutiennent ce processus. Ils agissent de concert avec les autres coordinateurs de processus et ont pour objectif d'assurer la transparence, la mesure, la comparaison et la normalisation de l'ensemble des processus (SCHEER ; BRABÃNDER, 2010).

Le gestionnaire de processus est responsable des projets, des initiatives de transformation et de l'amélioration des processus, en collaborant avec le propriétaire du processus pour promouvoir l'intégration entre les domaines qui influent sur la réussite du projet (CAPOTE, 2011).

L'architecte de processus est chargé de construire l'architecture de processus, de la mettre à jour, en vue de maintenir l'alignement entre la stratégie, les processus et la technologie. Il est également chargé de créer et de maintenir le référentiel des processus, des modèles de référence et des normes (CAPOTE, 2011).

Le bureau des processus est chargé d'identifier les macroprocessus et de composer le business map ; de définir et d'orienter la répartition des rôles et des responsabilités dans le BPM ; d'orienter la définition des indicateurs de performance (DE BOER, 2014).

2.5 PRISE DE DÉCISION

Selon Forman et Selly (2001), la prise de décision est un processus de choix entre des alternatives pour atteindre des buts et des objectifs, ce qui est aussi sans doute la plus difficile et la plus primordiale des fonctions d'un manager, cette compétence étant la plus importante dans les affaires. Pour Simon (1960), le processus de prise de décision est synonyme de pratique de gestion et implique des questions fondamentales de prise de décision concernant ce qui doit être fait, quand, comment, où et par qui.

Les fonctions managériales d'organisation, de mise en œuvre et de contrôle sont fortement corrélées à la prise de décision, qui, ces dernières années, évolue rapidement, surtout si l'on tient compte de la vitesse de progression des technologies de l'information, des communications et de l'automatisation. Dans le but d'améliorer la qualité de la prise de décision, plusieurs études sont développées dans le domaine du processus décisionnel.

Pour Saaty (1991) le décideur motivé par le besoin de prévoir ou de contrôler fait face à un système complexe de composantes corrélées et il est intéressant d'analyser ce système. Plus le décideur comprendra cette complexité, meilleure sera sa décision.

Les mauvaises décisions portent généralement préjudice à l'entreprise et, dans de nombreux cas, elles sont la conséquence d'une définition imprécise des alternatives, de l'absence de collecte des bonnes informations ou de l'absence d'une analyse coûts/avantages suffisamment précise (HAMMOND ; KEENEY ; RAIFFA, 1998). La décision n'est pas un événement, c'est un long processus qui se déroule souvent pendant des années, portant avec lui le pouvoir et les jeux politiques, plein de tons de personnes et d'histoire institutionnelle (GARVIN ; ROBERTO, 2001 ; KAUFMANN, 1975).

Samson (1988) et Laurindo, Morita et Shimizu (2001) affirment que la théorie de la décision peut être considérée comme une philosophie ainsi qu'un processus formel d'analyse et proposent les étapes suivantes qui constituent son processus : identification du problème ; choix et structuration du modèle de décision ; évaluation des probabilités et des grandeurs impliquées ; utilisation d'un critère de décision pour modéliser le processus de sélection des alternatives ; analyse de sensibilité, pour déterminer la cohérence des solutions ; mise en œuvre de la stratégie préférée ou choisie hiérarchiquement.

Clemen (1991) affirme que les processus de prise de décision, en indiquant les outils d'aide aux décideurs et en systématisant leur réflexion sur les grands problèmes, de manière à améliorer la qualité des décisions prises. Il mentionne quatre difficultés pour la prise de décision : la complexité du problème, des informations imprécises ou incertaines, plusieurs objectifs pour un même problème et des conclusions différentes, en appliquant la même systématique, en raison de données changeantes. Le diagramme de la figure 10 présente de manière synthétique le processus de prise de décision selon l'auteur.

Figure 10 - Diagramme du processus de décision

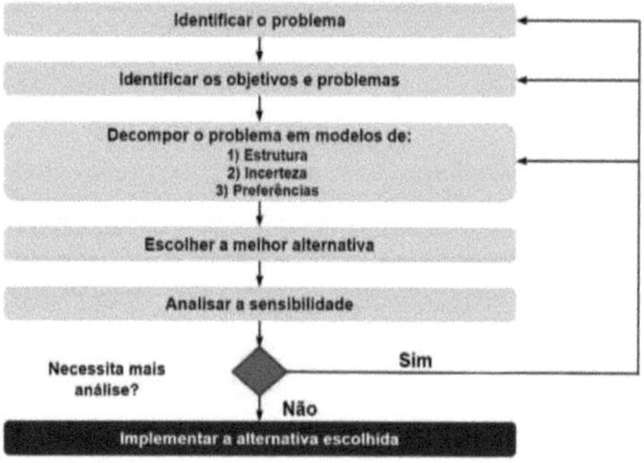

Source : Clemen (1991)

En partant de l'analyse du diagramme de la figure ci-dessus, la phase d'identification des objectifs et des alternatives est un processus de création, selon Garber (2002). La modélisation du problème, selon une grande partie de la littérature, est traitée comme la technique de décomposition du problème en modèles, dans lesquels sont définies les alternatives de solution. Le modèle de structure représente le résultat de l'analyse détaillée du problème à l'aide d'outils de décomposition en éléments tels que les diagrammes de relation, les matrices de décision, les diagrammes en arbre et l'échange d'informations.

Le modèle d'incertitude fait appel aux statistiques et à la simulation pour obtenir des informations qui complètent les modèles. Le modèle de préférence est la représentation mathématique du problème afin que le décideur puisse choisir la meilleure alternative, en tenant compte des objectifs et de l'équilibre entre les éléments conflictuels, au moyen du facteur de subjectivité.

L'étape suivante consiste à sélectionner la meilleure solution, puis à effectuer une analyse de sensibilité, qui se définit comme le processus d'observation de la variation que le modèle mathématique indiquerait si les conditions du problème changeaient, ce qui permet de définir si une solution nécessite ou non une analyse plus approfondie jusqu'à sa mise en œuvre. L'analyse décisionnelle permet de soutenir les processus de prise de décision et les capacités intuitives et cognitives du décideur.

2.5.1 Critères de priorisation des processus

Pour une prise de décision appropriée concernant la gestion des processus d'affaires, selon Zwicker *et al.* (2010), il faut prendre en compte, entre autres critères, les facteurs de mise en œuvre du BPM dans les établissements d'enseignement publics. Ces facteurs, selon l'auteur, dans l'administration publique, sont l'**alignement stratégique**, parce qu'il établit une relation entre la stratégie d'une organisation et les processus d'affaires, qui doivent être en accord avec la légitimation politique et les règlements ; la **gouvernance :** à travers l'orientation et les processus de décision pertinents ; les **méthodes :** pour le transfert des concepts de processus aux implémentations électroniques, en considérant les conditions d'infrastructure ; la **technologie de l'information :** nécessaire pour réaliser les approches BPM dans le contexte de l'administration publique, en plus d'avoir une grande importance dans la mesure de la maturité des processus ; les **personnes :** il y a souvent une division du travail et une spécialisation, de sorte que la connaissance des processus est concentrée dans certains employés et enfin la **culture,** car elle comprend la réactivité aux changements de processus, les valeurs des processus et les croyances.

Les principes et caractéristiques valables pour le secteur public constituent des conditions particulières pour l'accomplissement des tâches. Les différentes spécificités des administrations publiques semblent influencer la mise en œuvre du BPM. Le tableau 10 illustre les principales différences entre ces conditions.

Graphique 10 - Différences entre les organisations qui opèrent dans les secteurs privé et public

	Secteur privé	Secteur public
Objectif	Maximisation du profit	Remplir la mission publique (lien avec le bien-être et les principes économiques)
Légalité des actions	Les actions sont fondamentalement illimitées	Les actions sont principalement liées aux lois et règlements (principe de légalité).
Contrôle	Organisation économique du marché	Légitimité politique
Position sur le marché	Environnement concurrentiel	Pas de concurrence
Structure de l'organisation	Aucune structure établie	Structure hiérarchique stricte avec une ligne d'autorité claire
Documentation	Pas de documentation explicite	Toutes les décisions et occurrences doivent être documentées à des fins de contrôle.
Segment de clientèle	Principalement hétérogène	Hétérogène

Source : adapté de Zwicker et al. (2010)

En ce qui concerne la mise en œuvre du BPM dans les organisations publiques, Zwicker *et al.* (2010) établissent certains facteurs et leurs caractéristiques respectives qui sont énumérés dans le tableau 11.

Graphique 11 - Facteurs de mise en œuvre du BPM

Facteurs	Caractéristiques
Alignement stratégique	L'alignement stratégique établit une relation entre la stratégie d'une organisation et ses processus opérationnels. Il soutient l'alignement opérationnel des processus de gouvernance sur les objectifs stratégiques de l'administration. Ainsi, l'alignement des stratégies est particulièrement influencé par les objectifs politiques et le lien entre les intentions spécifiques, les lois et le bien-être. Les stratégies et les objectifs de l'administration publique sont déduits des objectifs politiques et sont en même temps liés au bien-être. La définition des processus doit être conforme à la légitimation politique et doit suivre les lois, instructions et règlements de l'administration.
Gouvernance	La gouvernance signifie une direction et un contrôle systématiques du BPM par le biais d'orientations et de processus décisionnels pertinents. En raison des directives légales et de la structure hiérarchique de l'administration publique, ce facteur a des exigences exceptionnellement élevées. L'attribution des rôles et des responsabilités suit souvent des lignes directrices claires en raison des règles juridiques et supprime une grande flexibilité. Par exemple, il existe en Allemagne une réglementation spéciale sur la confidentialité des données dans le secteur social, qui autorise uniquement les employés responsables à accéder à certaines données personnelles. Ainsi, les changements dans l'organisation de la BPM sont
Méthodes	Méthodes de transfert des concepts de processus aux mises en œuvre électroniques dans le cas de l'administration en ligne, il est nécessaire de considérer les conditions d'infrastructure (technologie de l'information). La forte concentration de décisions dans l'administration publique exige la poursuite des processus manuels. Une mise en œuvre électronique des processus doit souvent être réduite à un support électronique des processus manuels, sans compter la nécessité de documenter toutes les décisions et occurrences.
Technologies de l'information	Les technologies de l'information sont nécessaires pour réaliser les approches BPM et dans le contexte de l'administration publique, il en résulte plusieurs particularités, car les technologies de l'information se présentent souvent comme hétérogènes et dépassées. En ce sens, il existe des exigences particulières en matière de technologies de l'information, qui sont d'une grande importance pour mesurer la maturité.
Personnes	Ils représentent un élément important dans la réalisation d'un BPM efficace. Dans l'administration publique, la division du travail et la spécialisation sont souvent très poussées, de sorte que la connaissance des processus est souvent concentrée sur quelques employés seulement.
Culture	Ce facteur comprend la réactivité au changement de processus, les valeurs et les croyances liées au processus, ainsi que la force du leadership par rapport au BPM.

Source : Adapté de Zwicker et al. (2010)

Pour choisir la méthode multicritère, il faut prendre en compte le contexte du problème, les acteurs du processus, la structure des préférences et la rationalité des décideurs (MOTA ; ALMEIDA ; ALENCAR, 2009). Outre les facteurs de l'administration publique, pour la hiérarchisation des processus, on peut également prendre en compte les facteurs critiques de succès (FCS), qui visent à indiquer l'écart entre les buts et objectifs actuels par rapport aux objectifs indiqueront l'état du changement de relation requis et l'ampleur des changements de capacité nécessaires.

Le BPM est une transformation rapide et constante. L'objectif est d'avancer rapidement, en s'approchant de l'idéal et en identifiant les défauts et les erreurs et en interagissant à nouveau. Ainsi,

52

tout évolue et les changements se produisent rapidement, les problèmes majeurs étant réglés en priorité. L'organisation peut identifier une première coupe dans les processus de haut niveau et la façon dont ils interagissent, en affinant les modèles et en fournissant un cadre de travail pour l'évolution des détails dans les différents domaines fonctionnels (ABPMP, 2013).

Pour construire cette vision, il est nécessaire d'analyser les activités prédécesseurs qui alimentent le processus qui sera transformé, ainsi que les activités successeurs afin de vérifier les changements par rapport aux impacts en dehors du domaine fonctionnel. Grâce à ces informations, il est possible d'avoir une vision plus large et d'éviter les solutions qui causent des dommages à d'autres domaines. Comme chaque domaine peut avoir un impact sur la qualité, celui-ci doit être contrôlé, ce qui nécessite une perspective de processus pour gérer la construction des problèmes de qualité et les éliminer (ABPMP, 2013).

Patterson (1999) considère qu'il est essentiel pour la définition de stratégies compétitives de développer une base de connaissances qui informe le comportement interne et externe de l'organisation concernant des questions importantes telles que les affaires, les marchés, la technologie et les stratégies. Cette connaissance apporte une plus grande confiance au processus de planification stratégique, qui guidera l'organisation vers les marchés sur lesquels elle doit être compétitive et comment elle doit agir sur chacun d'eux. Ce modèle permet d'identifier les compétences requises pour cette performance, de définir si elles doivent être développées en interne ou obtenues en externe par le biais d'alliances ou d'acquisitions, et seront opérationnalisées par le biais de ses processus commerciaux. À son tour, il est nécessaire d'identifier lequel de ces processus agira avec le plus d'emphase dans la réalisation des stratégies.

2.5.2 Méthodes de hiérarchisation des processus

Pour déterminer quels processus sont essentiels à la réalisation des objectifs stratégiques et à la création de valeur pour les parties prenantes, il est nécessaire d'identifier les écarts de performance des processus, de trouver les processus qui ont le plus besoin d'être améliorés par rapport aux besoins futurs et de commencer à classer les processus et les capacités connexes en vue de leur renouvellement. Une fois que l'on connaît les critères de ce qui est important pour l'entreprise et ses *parties prenantes* et les processus de l'organisation, on peut revenir en arrière et relier les valeurs des parties prenantes et les exigences de performance en vue de définir un *classement* (BURLTON, 2010).

Brans *et al.* (1986) soulignent qu'un contexte de décision impliquant des critères multiples n'est pas un problème mathématiquement bien défini. En général, il est impossible de trouver une solution qui optimise simultanément tous les critères. Cependant, une méthode d'aide à la décision utilisant des critères multiples doit être simple, c'est-à-dire avoir un degré de complexité qui n'entrave pas la compréhension du décideur. La méthode à adopter ne doit pas être une boîte noire qui produit une solution sans que le décideur comprenne comment elle a été obtenue.

Les meilleures opportunités d'améliorer les performances de l'entreprise se trouveront dans les processus qui ont la plus grande valeur potentielle pour les parties prenantes en soutien à notre intention stratégique et ceux qui présentent également le plus grand écart de performance. À cette fin, une série de matrices et de grilles de la contribution à la valeur du processus par rapport à l'écart entre le processus et la performance peut être produite. En croisant la proposition de valeur des parties prenantes avec les processus de l'architecture dans une matrice, on peut évaluer la valeur que chaque processus devrait ou pourrait apporter à chaque relation avec les parties prenantes (BURLTON, 2010).

Selon Bouyssou (1989), l'un des avantages de l'approche multicritère est de diviser le processus de construction du modèle en deux phases : la première porte sur la construction des critères d'évaluation et la seconde sur les paramètres qui seront utilisés pour agréger ces critères. Cette approche est basée sur la conviction que l'utilisation de plusieurs critères d'évaluation, au lieu d'un seul, influence positivement le processus de construction du modèle. Selon l'auteur, cette croyance repose sur l'hypothèse que, dans la plupart des contextes décisionnels, on est en mesure d'identifier un petit nombre de points de vue, généralement entre trois et dix au maximum, à partir desquels on peut construire une famille de critères suffisamment exhaustive et simple pour être acceptée comme base de discussion par tous les acteurs impliqués dans le processus décisionnel.

2.6 FIXATION DES NORMES

Selon Castro (2006), l'efficacité dans le service public est liée à la réalisation des objectifs souhaités par une action étatique particulière et, à la recherche de cette efficacité, le modèle managérial a été mis en œuvre dans l'administration publique brésilienne qui a défini, selon Pacheco (1999), quatre axes d'action fondamentaux : 1) la délimitation du domaine d'action de l'État ; 2) la déréglementation ; 3) la gouvernance : augmentation de la capacité du gouvernement ; et 4) la gouvernabilité : augmentation de la démocratie et de la responsabilité.

Marini et Martins (2002) synthétisent leur vision de la gestion publique en cinq principes : 1) l'accent sur le citoyen/client ; 2) l'orientation vers les résultats ; 3) l'accent sur le contrôle social et la transparence ; 4) la contractualisation et la flexibilité de la gestion ; et 5) l'appréciation et le développement des personnes. Les auteurs proposent des outils pour chacun des éléments. Ainsi, pour l'"orientation vers les résultats", ils suggèrent l'utilisation d'indicateurs de performance et la planification stratégique.

Comme exposé précédemment par les auteurs, on pourrait conclure que les décisions concernant la priorisation du portefeuille sont prises en appliquant plusieurs critères. Pour équilibrer un système, les organisations doivent non seulement rechercher leurs résultats et penser à court terme, mais aussi se préparer aux changements futurs, à court, moyen ou long terme. En établissant un ordre de priorité affirmé, il sera possible de gérer et de contrôler plus facilement et plus précisément, en maximisant leurs chances de succès, en assurant la réalisation des objectifs qui guident l'organisation. Ensuite, certains critères seront discutés spécifiquement, qui peuvent être considérés comme pertinents pour la priorisation des processus dans l'EES étudié.

2.6.1 Alignement stratégique

Philip Kotler (1975) a défini la planification stratégique comme un processus qui se traduit par une méthodologie de gestion afin de montrer un chemin à suivre par l'organisation, visant à générer une plus grande interaction avec l'environnement dans lequel elle s'inscrit. Pour Lobato (2000, p.68), la planification stratégique est un processus dynamique où sont définies les voies que l'entreprise doit suivre à travers un comportement proactif, en tenant compte de l'analyse de son environnement et en accord avec sa raison d'être afin de construire son futur souhaité.

Mintzberg et Quinn (2001) affirment que la planification peut également être conceptualisée comme une activité interactive et dynamique qui suit une série de processus pour atteindre les objectifs. Pour Oliveira (2011), la planification stratégique doit se concentrer sur les moyens de maximiser les résultats et de minimiser les lacunes de l'organisation. Pour ce faire, il est nécessaire de réaliser, dans un premier temps, une analyse, de considérer l'environnement dans lequel l'entreprise s'insère, les opportunités et les menaces de cet environnement, ainsi que la connaissance des forces et des faiblesses de l'entreprise.

Santana (2005) affirme que la planification stratégique est un processus qui aide les gestionnaires à prendre, de manière consciente et rationnelle, une direction pour l'entreprise, en recherchant une relation optimale entre l'organisation et l'environnement.

En se basant sur Pagnocelli et Vasconcellos (1992) qui présentent une séquence de base pour formuler le plan stratégique, à partir de la séparation en deux parties majeures : permanente (définissant comme partie les phases de définition de l'Entreprise, de la Mission et des Principes) et changeante (définissant les phases d'analyse de l'environnement, de définition des objectifs et de définition des stratégies), Müller (2003) propose une méthode de conduite de la planification stratégique selon la Figure 11.

Figure 11 - Méthode de réalisation de l'EP

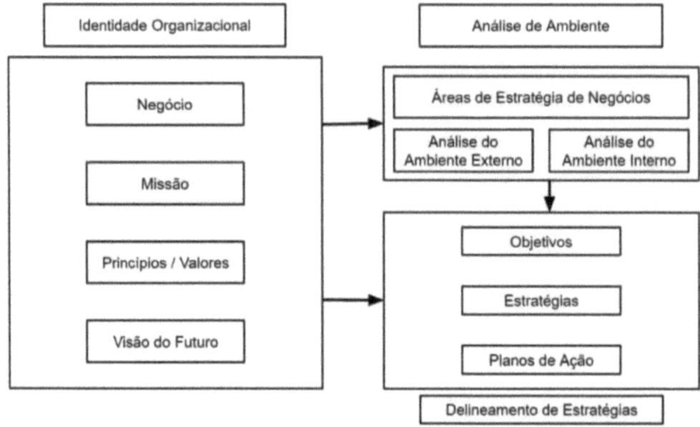

Source : MÜLLER (2003, p. 43)

En se référant à la gestion publique et en proposant également un modèle pour mener le PE dans ces agences, Coutinho et Campos (2001), mentionnent les éléments du plan stratégique. Ils affirment que l'État doit avoir une mission, une vision, des indicateurs et des objectifs. Pfeiffer (2000) souligne que la planification stratégique a des fonctions fondamentales telles que la conciliation des intérêts internes et externes, par le biais de la communication entre les membres de l'organisation et les partenaires, en la facilitant ; ainsi que la stimulation de la participation des *parties prenantes, en vue d'*assurer la mise en œuvre des mesures. Quant à l'orientation vers les résultats, selon l'auteur, il faut mettre en avant la conception et le design des produits, tels que les écoles et les hôpitaux qui sont des vecteurs des politiques publiques, qui sont conçus en tenant compte de leurs fonctionnalités et des besoins de leur public cible.

Matias Pereira (2007) définit comme une fonction explicite de l'État l'acte de planification, comme le stipule l'article 174 de la Constitution fédérale du Brésil (BRASIL, 1988), qui définit la planification gouvernementale comme une imposition légale, puisqu'elle est un agent normatif et régulateur de l'activité économique, l'État assumant ainsi les fonctions de supervision, d'incitation et de planification.

2.6.2 Matérialité

La définition de ce critère s'est basée sur les règlements émis par des organismes tels que la Cour fédérale des comptes (TCU) et le Bureau du contrôleur général (CGU), qui stipulent que le travail de contrôle des ressources des institutions publiques doit être effectué par leurs unités de contrôle interne. L'audit interne, nomenclature désignée aux unités de contrôle interne en question, utilise un travail de contrôle méthodique. Selon Castro (2015, p. 449), l'audit se définit comme un ensemble de techniques qui cherchent " à évaluer la gestion publique, par les processus et les résultats de gestion, ainsi que l'application des ressources publiques par les entités de droit public et privé, à travers la confrontation entre une situation constatée et certains critères techniques, opérationnels ou juridiques ".

Les IFES, qui appartiennent au secteur public, disposent d'un vaste champ d'action, compte tenu de la pluridisciplinarité de leurs actions, tant académiques qu'administratives, avec un volume important de ressources financières. L'audit interne de l'IFES effectue l'analyse documentaire appropriée en se concentrant sur les risques commerciaux et les projections possibles pour l'avenir, afin de fonder les directives et les décisions de la direction de l'entité dans la recherche de meilleurs résultats (LÉLIS ; PINHEIRO, 2012).

La planification des activités d'Audit interne, concernant les entités appartenant à l'administration publique fédérale, est préparée conformément au Plan annuel d'audit interne (PAINT), selon l'Instruction normative 24/2015 (BRASIL, 2015). L'auditeur doit définir ses activités en identifiant les domaines considérés comme des risques pour l'entité et " programmer sur eux une série de preuves dans le but d'extraire des conclusions pertinentes et pertinentes pour l'effet d'évaluation qu'il doit fournir dans son opinion ou son rapport ", citant Chaves (2011, p.63).

Afin d'identifier les domaines les plus importants et les risques de gestion (vérifiables), l'UCT a préparé la résolution n° 185/2005 qui définit les facteurs de risque, la matérialité, la pertinence et l'opportunité comme critères de choix de ces domaines. Castro (2015) définit la matérialité dans ce contexte comme un facteur lié au montant des ressources budgétaires ou financières allouées à un domaine donné, et il convient de prendre en compte le contexte de ce volume et son importance relative par rapport au total de l'entité. À son tour, l'IN CGU 24/2015 établit que la planification des activités contient la liste des macroprocessus ou des thèmes susceptibles d'être travaillés au cours de l'année suivante (BRASIL, 2015).

La matérialité est déterminée en fonction de la représentativité de chaque action, activité et/ou poste de dépenses par rapport au montant total du budget. Dans le travail de Rodrigues (2019), il est présenté une méthodologie spécifique pour le calcul de la matérialité, basée sur les éléments communs de 29 universités, comme le montre le tableau 2.

Tableau 2 - Calcul de la matérialité de l'action

Mise à l'échelle	Points	%
Importance très élevée	5	Au-dessus de 25 %.
Matérialité élevée	4	10% < X < 25%
Matérialité moyenne	3	1,00% < X < 10%
Faible matérialité	2	0,10% < X < 1,00%
Importance très faible	1	Moins de 0,10

Source : Rodrigues (2019, p. 103) sur la base des données de l'enquête (2017).

Selon la méthodologie de Rodrigues (2019), " X " représente la valeur en pourcentage de chaque action / activité / poste de dépenses par rapport à la valeur totale du budget. Plus la valeur de X est élevée, plus l'importance relative est grande. Le calcul de la matérialité impliquant le pourcentage de la contribution est le plus indiqué, étant donné la variabilité du budget alloué aux unités auditées.

2.6.3 Personnes

Selon Jesus et Costa (2014), pour atteindre le paradigme de la valorisation de la gestion des personnes, la première étape consiste à les considérer comme l'un des actifs les plus importants de l'organisation. Ainsi, les programmes et les activités qui effectuent la gestion des connaissances dans l'organisation, qui maintiennent l'ergonomie et la sécurité du travail de ses employés, qui ont des mécanismes économiques et financiers pour valoriser le fonctionnaire et qui établissent des objectifs de performance pour que les progressions et les promotions se produisent d'une manière principalement méritocratique.

Selon le ministère de la Planification, du Développement et de la Gestion (BRASIL, 2017), le budget n'est pas toujours la variable la plus pertinente pour l'exécution d'un processus, il peut s'agir de la dépendance de serveurs ayant une qualification technique spécifique, par exemple. Il est donc nécessaire d'évaluer cette variable dans le présent travail.

2.6.4 Impact sur la communauté académique

Trosa (2001) explique l'importance des résultats recherchés par les organisations publiques en définissant clairement leur public cible (groupe de personnes ou d'institutions qui sont les bénéficiaires directs des résultats proposés). Pacheco (2008) renforce l'argument lorsqu'il cite l'importance pour l'administration publique de travailler avec des résultats finalistes, c'est-à-dire ceux qui permettent de mesurer et d'évaluer les transformations ou les impacts générés dans son public cible (utilisateurs/citoyens), comme, par exemple, les cours organisés, les citoyens servis, la réduction du nombre d'homicides pour 100 000 habitants, l'augmentation du taux de survie des micro et petites entreprises brésiliennes, etc.), permettant ainsi de répondre à des principes tels que la transparence, la responsabilité et le contrôle social par la société.

Pour rendre possible la construction de l'artefact et l'analyse des résultats sur la base de la littérature consultée, il est nécessaire de définir les procédures méthodologiques de ce travail, à savoir : la classification de la recherche, la méthode de travail et la contextualisation du scénario.

3 PROCÉDURES MÉTHODOLOGIE

La science naît dans le contexte humain comme un besoin de connaître le pourquoi des événements (LAKATOS ; MARCONI, 2003, p. 84), comme une façon de comprendre et d'analyser le monde à travers un ensemble de techniques et de méthodes. La méthodologie est comprise comme l'étude de la méthode permettant de rechercher certaines connaissances. Demo (2003, p. 19) affirme que la méthodologie "(...) est une préoccupation instrumentale. Elle traite des manières de faire de la science. Il s'occupe des procédures, des outils, des chemins".

Compte tenu de ce qui précède, il est présenté dans ce troisième chapitre, la classification de la recherche, les méthodes de travail utilisées, la contextualisation de l'unité IFES où l'étude a été menée et les experts qui ont participé à cette recherche.

3.1 CLASSEMENT DE LA RECHERCHE

Selon Fonseca (2002), la recherche permet une approximation et une compréhension de la réalité à investiguer et est traitée par approximations successives de la réalité, fournissant des subsides pour une intervention dans la réalité. La recherche scientifique est le résultat d'un examen approfondi visant à résoudre un problème, au moyen de procédures scientifiques. Cette recherche est classée comme appliquée, puisqu'elle est destinée à "générer des connaissances pour une application pratique et orientée vers la solution de problèmes spécifiques" (SILVA ; MENEZES, 2001, p. 20).

Cette étude adopte une approche qualitative car elle ne se préoccupe pas de la représentativité numérique mais plutôt de l'approfondissement de la compréhension d'un groupe social, d'une organisation, etc. (GOLDENBERG, 1997, p. 34). Dans une recherche qualitative, le but de l'échantillon est de produire des informations approfondies et illustratives : qu'il soit petit ou grand, ce qui compte c'est qu'il soit capable de produire de nouvelles informations (DESLAURIERS, 1991, p. 58).

En ce qui concerne les objectifs, cette recherche a une nature descriptive-exploratoire. La recherche exploratoire vise à permettre une meilleure connaissance du problème afin de le rendre plus explicite ou de construire des hypothèses. (GIL, 2007). La recherche descriptive exige du chercheur une série d'informations sur ce qu'il veut rechercher. Ce type d'étude vise à décrire les faits et les phénomènes d'une réalité donnée (TRIVINOS, 1987).

Quant au type de recherche, on utilise l'observation participante comme méthode, qui consiste en l'insertion du chercheur dans le lieu observé, en interagissant dans sa vie quotidienne, en cherchant à partager leur quotidien pour intuitionner les relations entre les éléments impliqués et leurs significations. Un autre principe important de l'observation participante est d'intégrer l'observateur à son observation, et le connaisseur à sa connaissance (QUEIROZ, 2007).

Dans la recherche sur les organisations, l'observation participante a été utilisée d'au moins deux façons : secrètement, lorsque le chercheur devient un employé de l'entreprise ; et ouvertement, lorsque le chercheur est autorisé à observer, à interviewer et à participer à l'environnement de travail étudié (ROESCH, 1999). Dans l'étude en question, l'observation des participants s'est déroulée de manière secrète.

Quant aux procédures, il a été fait appel à la méthode de la *Design Science Research* (DSR). Manson (2006, p.169) affirme que le DSR est plus qu'une méthodologie, c'est un processus qui utilise la théorie comme base pour la construction d'artefacts, qui sont évalués par des techniques analytiques afin d'améliorer la théorie. Selon Van Aken (2004), l'objectif du DSR est de développer des connaissances qui seront appliquées à la résolution de problèmes spécifiques. Il affirme également que le DSR, en plus de se concentrer sur la solution et non sur le problème, adopte la perspective du participant et non de l'observateur et comble le fossé qui existe parfois entre la théorie et la pratique. Selon Hevner *et al.* (2004), le principe fondamental du DSR est que, à partir de la connaissance et de la compréhension d'un problème, sa solution est obtenue par la construction d'un artefact.

La méthode a été choisie parce qu'elle développe des artefacts avec une application immédiate dans des problèmes immédiats, est plus appliquée dans les domaines de la technologie, de l'ingénierie, de l'architecture et de l'administration (MARCH ; SMITH, 1995) et aussi en raison du fait que " les recherches qui sont dédiées à la construction d'artefacts doivent pouvoir se soutenir comme scientifiquement valides avec une approche méthodologique rigoureuse et appropriée " (LACERDA *et al.*, 2013, p. 743). La section suivante présente les détails de la méthode de travail, ainsi que la caractérisation des experts et du scénario étudié.

3.2 PROCÉDURES

Cette étude est basée sur l'application de la *recherche en sciences du design* (DSR) qui, selon Van Aken (2004), vise à développer des connaissances à appliquer pour résoudre des problèmes spécifiques. Les problèmes sont divisés en classes qui, selon Dresch *et al.* (2020), désignent des organisations d'ensembles de problèmes pratiques ou théoriques qui contiennent des artefacts utiles pour l'action dans les organisations, l'artefact étant entendu, selon Gill et Hevner (2011, p. 238) comme : " [...] une représentation symbolique ou une instanciation ".

physique des concepts de conception". Ou encore comme l'organisation des composantes de l'environnement interne pour atteindre des objectifs dans un environnement externe donné Dresch et al (2020).

Selon Van Aken (2004), la *Desing Science* contribue à réduire la distance entre le monde académique et les organisations en présentant un cycle de résolution de problèmes, basé sur la *conception* réflexive, qui aboutit à des prescriptions qui doivent être généralisées pour une classe de problèmes donnée. Cela permettra aux connaissances générées dans une situation particulière d'être ensuite appliquées à des situations similaires rencontrées par plusieurs organisations. En ce qui concerne la classe de problèmes à résoudre dans ce travail, il a été défini la classe Modélisation et Amélioration des Processus : priorisation des processus pour les initiatives d'amélioration, pour être considéré comme un problème récurrent dans l'IFES dans la mise en œuvre de la méthodologie BPM.

L'objectif général de ce travail a l'intention de "Proposer une méthode de priorisation des processus pour les initiatives d'amélioration dans l'IFES", se définissant, comme une solution au problème détecté, le développement d'une méthode de priorisation des processus pour les initiatives d'amélioration dans l'IFES, qui a été opérationnalisé sur la base des étapes suivantes : i) répertorier les processus de l'unité étudiée, sur la base des processus déjà identifiés dans l'IFES ; afin de les intégrer dans l'architecture de processus de l'IFES et de définir le portefeuille de processus de l'unité ; ii) hiérarchiser les processus par l'établissement de pondérations, par des experts BPM, selon des critères choisis sur la base de la littérature, et ; iii) diagnostiquer le niveau de maturité des processus de l'unité, dans le but d'affiner les processus qui sont hiérarchisés, en tenant compte de leur niveau de maturité.

La figure 12 définit la manière dont les procédures de ce travail seront menées.

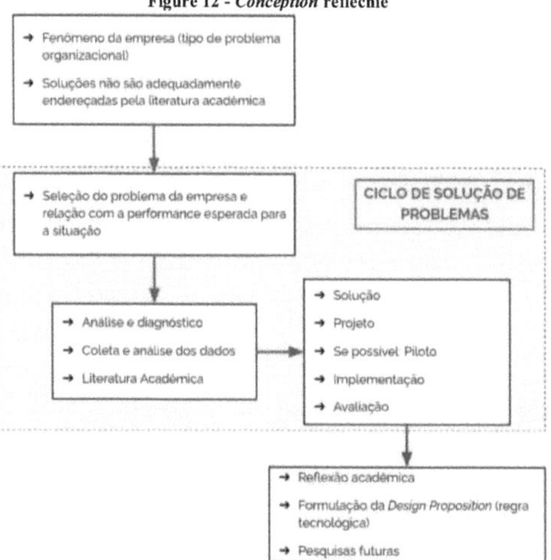

Figure 12 - Conception réfléchie

Source : Adapté de Van Aken, Berends et Van der Bij (2012)

En outre, Dresch, Lacerda et Miguel (2015) expliquent l'importance de l'utilisation du DSR, car selon eux, la méthode établit un processus systématique, afin de concevoir et de développer des artefacts qui ont des conditions pour résoudre les problèmes, se montrant avec une grande pertinence également pour le domaine pratique.

En se référant aux produits d'une étude portant sur la *recherche en sciences du design*, les auteurs March et Smith (1995) les classent en quatre types : les constructions, les modèles, les méthodes et les instanciations, en considérant que la RSD a deux activités de base : construire un artefact avec un but spécifique et évaluer ses performances. Les auteurs mettent en garde contre la nécessité de comprendre l'environnement d'application de l'artefact, en raison du fait qu'il y a une influence directe sur sa performance, y compris dans les critères d'évaluation présents dans l'environnement étudié, évitant ainsi des artefacts mal conçus et des résultats non désirés.

Bunge (1967) fait référence au besoin d'alignement et de raffinement des connaissances existantes en faveur de la résolution des problèmes, trouve un appui dans la règle technologique qui est un produit typique de la recherche en *Design Science* et peut être définie comme une instruction pour effectuer un nombre fini d'actions dans un ordre particulier et avec un but particulier - une technologie. Une règle technologique éprouvée est une règle dont l'efficacité a été systématiquement testée dans le contexte de son utilisation prévue (KUECHLER ; VAISHNAVI, 2008 ; JÃRVINEN, 2007 ; VAN AKEN, 2004 ; BUNGE, 1967).

Dans le présent travail, l'artefact choisi a pour produit une méthode, définie par Dresch *et al.* (2020) comme un ensemble d'étapes requises pour effectuer une certaine tâche. Les méthodes favorisent la construction et la représentation des besoins d'amélioration d'un système et sont des créations typiques des recherches basées sur le DSR.

3.3 SCÉNARIO DE BASE

Dans le contexte de l'expansion de l'enseignement supérieur au Brésil, en prenant comme point de départ les désirs de la communauté de la côte nord du Rio Grande do Sul, pour une meilleure qualification professionnelle, en tenant compte du fait que c'est la région avec la plus forte croissance démographique de l'État au cours des dernières décennies (GOUVERNEMENT DE L'ÉTAT DU RIO GRANDE DO SUL, 2015, p. 14), l'idée de mettre en œuvre un campus hors site IFES dans la municipalité de Tramandaí surgit. Le projet approuvé par l'université a été intégré à son plan de développement institutionnel en 2011 et en 2014, son premier campus hors site a été inauguré.

La mise en place de cette nouvelle unité a nécessité une organisation minimale pour le début de ses activités. Il a été établi comme base, pour remplir cet objectif, un organigramme simple avec une brève description des activités de chaque secteur qui le compose, divisé fondamentalement en Direction générale, Direction académique, Direction administrative et Préfecture universitaire. Toutefois, au cours de ses cinq années d'existence, l'organigramme a subi des modifications, tout en restant la structure de référence.

Au fil du temps, on a noté l'émergence de certains problèmes organisationnels, tels que le remaniement et la mauvaise répartition de la demande, le chevauchement et le regroupement inadéquat des activités, en plus de l'absence d'une direction et d'une priorisation des actions les plus pertinentes, pour la consolidation de l'unité de manière articulée. Pour atténuer ces problèmes, la direction a inclus l'unité dans les actions du bureau des processus de l'université, qui, depuis 2012, met en œuvre la méthodologie BPM au sein de l'IFES. La première classe de formation à la schématisation des processus avec le logiciel *Bizagi* (outil de référence pour la mise en œuvre de cette méthodologie) a eu lieu en 2015, initiant ainsi les premiers contacts de l'unité avec la BPM, favorisant de nouvelles classes en 2018 et 2019.

En 2017, un projet pilote de cartographie des processus et de proposition d'améliorations dans le Centre d'infrastructure du Campus démarre, mission de l'auteur de ce travail, qui avait déjà participé à des initiatives BPM dans le presbytère depuis le début de la mise en œuvre de ce projet en 2012. Grâce à l'approbation dans le master en ingénierie de la production, il a été proposé ce travail, qui vise à définir une méthode de priorisation des processus, basée sur des travaux antérieurs appliqués dans l'IFES, tels que le travail de Branco (2016) qui a proposé un *cadre* pour la construction de l'architecture des processus universitaires et Oliveira (2018), qui a défini une méthode pour identifier les facteurs de succès critiques ayant le plus grand impact sur les étapes de la mise en œuvre du BPM dans l'IFES. En partant de l'hypothèse que la nouvelle unité pourrait réussir à mettre en œuvre un travail de cette nature, compte tenu de sa culture non complètement consolidée et de la flexibilité déclenchée pour cette raison, elle a été considérée par l'auteur comme le lieu idéal pour l'application de la recherche.

Les travaux antérieurs de nature technique dans le domaine de la BPM, réalisés par l'auteur dans l'unité, comprennent la cartographie et le diagramme des processus de la Division Infrastructure et Logistique, impliquant la Gestion des Actifs, la Gestion des Espaces Physiques, la Gestion de la Flotte, la Gestion des Approvisionnements, ainsi que les processus de la Division Informatique. À la suite de ce travail, la direction générale a demandé une assistance dans les processus impliquant les attributions du conseil consultatif d'orientation, ce qui a donné lieu à la cartographie et au diagramme de plusieurs processus impliquant les domaines de la communication et de la vulgarisation. Les initiatives impliquant d'autres secteurs ont également compté avec les conseils de l'auteur.

Le travail réalisé a contribué à amorcer un travail de réaffectation des activités, qui pourra être poursuivi de manière plus efficace et efficiente, après la conclusion de cette thèse.

3.3.1 Caractérisation des spécialistes

Pour mener les groupes de discussion - tant pour la validation des artefacts que des produits - six experts ont été sélectionnés, dont quatre experts en BPM, un dans le domaine financier et un autre dans le domaine de la gestion du personnel. On a considéré, comme critères de sélection, l'expérience avec le BPM, qu'ils étaient des fonctionnaires fédéraux, qu'ils avaient participé ou participaient à la mise en œuvre du BPM, qu'ils avaient des connaissances dans les critères établis pour la priorisation des processus, ainsi que la disponibilité pour participer activement aux activités proposées dans cette recherche. Vous trouverez ci-dessous la description du profil des experts sélectionnés :

Spécialiste A : Le spécialiste est titulaire d'un master et d'un doctorat en ingénierie de la production. Il travaille comme chargé de cours dans ce domaine et collabore avec le bureau des processus de l'IFES.

Spécialiste B : titulaire d'un diplôme de premier cycle et d'une maîtrise en ingénierie de la production, il occupe le poste de directeur du département de gestion intégrée dans l'établissement d'enseignement supérieur étudié. Elle travaille sur les processus et a participé à la création du Bureau des processus.

Spécialiste C : diplômé en ingénierie de production, il travaille comme technicien administratif au bureau des processus de l'IFES.

Expert D : Directeur du bureau des processus de l'IFES, possède un diplôme et une maîtrise en ingénierie de production. Il travaille avec BPM et participe à la mise en œuvre de la gestion des processus dans l'organisation.

Spécialiste E : Diplôme de comptabilité et spécialisation en gestion publique. Il est serveur technico-administratif de l'unité étudiée, agissant en tant que coordinateur du centre financier.

Spécialiste F : titulaire d'un diplôme de technologie en gestion du personnel et d'une spécialisation en droit du travail. Il est un serveur technico-administratif du Bureau du Pro-Rectorat de la Gestion du Personnel, agissant en tant que coordinateur des paiements, de l'enregistrement et des procédures judiciaires du Département de l'Administration du Personnel - DAP.

Cette étude a utilisé les étapes de la SDR suggérées par Van Aken, Berends et Van Der Bij (2012), à savoir : définition du problème, analyse et diagnostic, conception de la solution, intervention, apprentissage et évaluation.

Le modèle de Van Aken, Berends et Van Der Bij (2012) est basé sur la conception réflexive, qui à son tour est basée sur le cycle de résolution de problèmes (Figure 1). Son objectif n'est pas de résoudre des problèmes dans un contexte unique et particulier, mais de trouver des solutions génériques pouvant être appliquées dans divers contextes.

4.1 DÉFINITION DU PROBLÈME

Selon Van Aken, Berends et Van Der Bij (2012), la définition du problème doit être opérationnalisée comme suit : une fois le problème perçu, il est essentiel de le comprendre et de le définir. Pour répondre à la phase de définition du problème, à partir d'un travail pratique de cartographie des processus pour les initiatives d'amélioration dans l'IFES étudié, la question s'est posée à l'auteur et aux personnes impliquées dans le projet, de savoir si les processus qui étaient cartographiés dans l'unité étaient réellement les priorités d'amélioration.

Dès lors, un projet de recherche lié au présent travail a été élaboré, dans lequel l'objectif général a été défini comme suit : "Proposer une méthode de priorisation des processus pour les initiatives d'amélioration dans l'IFES", et la solution au problème détecté a été le développement d'une méthode de priorisation des processus pour les initiatives d'amélioration. La solution proposée a été positionnée dans une classe de problèmes, définie sur la base de Dresch *et al.* (2020) : Modeling and Process Improvement : prioritization of processes for improvement initiatives, pour avoir été considérée comme un problème récurrent à l'IFES pendant la mise en œuvre de la méthodologie BPM.

Afin d'élaborer un artefact pour une éventuelle solution au problème soulevé, il a été réalisé une revue de la littérature, dans la période d'août à novembre 2019, dont la base a été recherchée les publications disponibles dans le système de bibliothèque de l'IFES, sur des plateformes telles que *Web of Science, Scopus,* Portail des périodiques du Capes, Scielo, Google Scholar et LUME, concernant le BPM, Mise en œuvre du BPM, traitement de la maturité des processus, méthodologies de mise en œuvre du BPM, avantages attendus du BPM, facteurs critiques de réussite de la mise en œuvre du BPM, méthodes de découverte des processus, critères de hiérarchisation des processus, gestion publique et planification stratégique, ainsi que gouvernance d'entreprise et concepts d'architecture des processus.

Dans la revue de la littérature, il a été possible de mettre en évidence des études sur la définition de l'architecture des processus, du portefeuille des processus, de l'alignement des processus sur la stratégie organisationnelle, de l'identification de la maturité des processus, en plus des travaux qui identifient les méthodes d'identification/découverte des processus et les méthodes et critères de priorisation des processus, répondant à ce qui est proposé dans cette étude. A partir de la familiarisation avec la théorie, il a été opérationnalisé l'étape suivante : l'analyse et le diagnostic pour concevoir des solutions possibles.

4.2 ANALYSE ET DIAGNOSTIC

Dans la phase d'analyse et de diagnostic, selon Van Aken, Berends et Van Der Bij (2012), on commence à concevoir une solution au problème. Pour commencer l'étape, il a été décidé de réaliser une analyse de la mise en œuvre du BPM dans l'EES étudié, sur la base du modèle de mise en œuvre spécifique aux EES, développé par Oliveira (2018), selon la figure 13.

Figure 13 - **Modèle de mise en œuvre du BPM dans l'IFES**

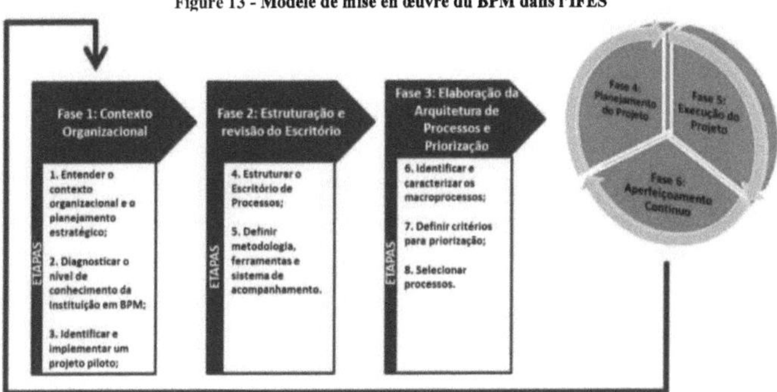

Phase 7 : Suivi du BPM
Source : adapté de Oliveira (2018)

L'analyse de la mise en œuvre du BPM a été effectuée en mettant l'accent sur les 03 (trois) premières phases du modèle proposé.

4.2.1 Analyse du contexte organisationnel et planification stratégique

Dans la phase 1, l'analyse du contexte organisationnel, la première étape, analyser le contexte organisationnel et la planification stratégique, a été réalisée par la consultation de données statistiques dans des publications principalement de l'État de Rio Grande do Sul, des documents internes et des publications produites dans l'IFES. Le deuxième élément analysé était la planification stratégique, dans le document correspondant Plan de Développement Institutionnel (PDI), déployé dans le Plan de Gestion 2016-2020 de l'IFES, en se concentrant sur les objectifs stratégiques, pour pouvoir faire la comparaison entre la réalité de l'unité étudiée et le contexte organisationnel établi dans la planification stratégique.

Quant au contexte organisationnel, au niveau de l'unité, il a été possible de diagnostiquer les aspects socio-économiques de la région de la côte nord de l'État de Rio Grande do Sul. Il a été conclu que, au cours des dernières décennies, associée à la croissance démographique, la région étudiée présente une tendance à l'établissement de populations permanentes, compte tenu de l'intensification des entreprises, notamment sur le marché immobilier et touristique. Cette croissance s'est produite de manière disproportionnée avec la formation professionnelle, puisque peu d'établissements d'enseignement ont été créés dans la région au cours des dernières décennies. La demande de la communauté a été prise en compte dans le plan de développement institutionnel (PDI) de l'université pour la période 2011-2015, ce qui a permis la concrétisation, en 2014, de l'unité (UFRGS, [201- ?]).

En 2019, le Centre d'évaluation institutionnelle (NAU) de l'unité étudiée, visant à diagnostiquer le degré de communication de l'unité avec la communauté externe, a appliqué un questionnaire à plus de 360 lycéens de la région, et on peut constater qu'il y a un manque partiel de connaissance de l'IFES en général dans la région, ce qui peut être considéré comme une barrière à l'entrée de nouveaux étudiants dans l'enseignement supérieur. Associées au manque de connaissances, les difficultés à concilier les activités professionnelles, pendant la journée, et les périodes d'étude dans l'équipe de nuit, sont également des facteurs qui peuvent empêcher l'entrée, voire conduire à l'abandon, dans l'enseignement supérieur dans la région étudiée.

Du point de vue des moyens de communication et des canaux de communication avec la société, il a été possible de conclure que les personnes interrogées ne recherchent pas d'informations dans les canaux formels, tels que le site web de l'IFES, et préfèrent les réseaux sociaux. Compte tenu de ce qui précède, l'UAN a présenté en mars 2019 les résultats aux directions de l'unité dans le but qu'ils soient utilisés pour formuler les futures actions de diffusion de l'IFES, non seulement dans la région où se trouve l'unité, mais aussi dans l'État et dans tout le pays.

Quant à l'analyse de la planification stratégique, on peut diagnostiquer que le modèle de planification de l'étude est composé de trois instruments : Plan de développement institutionnel (PDI), plan de gestion et plan annuel de l'organisme, conformément à la figure 14.

Figure 14 - Modèle de planification de l'IFES

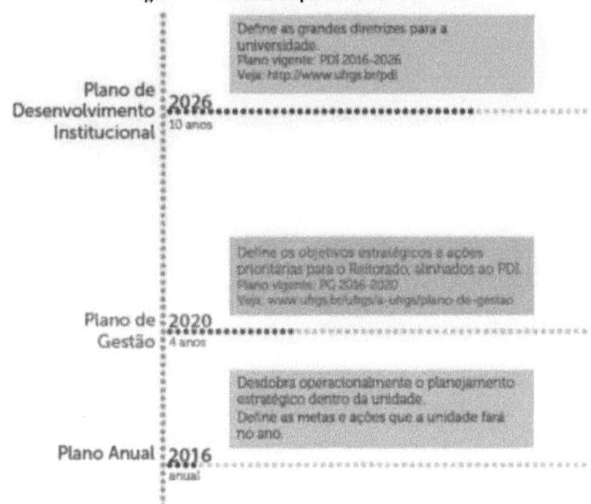

Source : Rapport de gestion de l'UFRGS 2018 (2018, p.37)

En ce qui concerne les documents analysés, l'accent a été mis sur l'analyse des objectifs stratégiques, qui sont divisés en plusieurs domaines : objectifs académiques, objectifs d'innovation scientifique et technologique, objectifs d'impact social et objectifs organisationnels, comme le montre la figure 15.

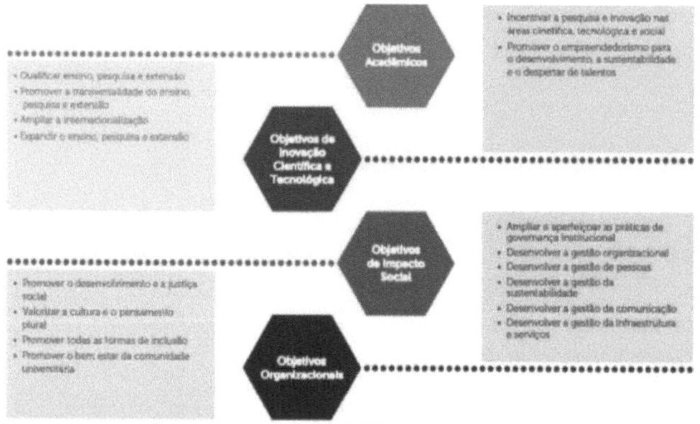

Source : Rapport de gestion de l'UFRGS 2018 (2018, p.38)

Il a été conclu que les objectifs stratégiques établis dans le modèle de planification institutionnelle de l'IES étudié répondent aux besoins diagnostiqués dans l'analyse du contexte organisationnel. Les objectifs académiques répondent au besoin de formation professionnelle, en raison du fait que la croissance de la population au cours des dernières décennies a été la plus importante de l'État et aussi en raison du fait que peu d'institutions éducatives ont été établies dans la région au cours de cette période. Les cours en vigueur dans l'unité, tels qu'ils sont énumérés dans les tableaux 4 et 5, tant dans le domaine de l'éducation (afin de former des professionnels pour atteindre la population en demande d'enseignement primaire et secondaire), que dans les cours plus axés sur la formation dans d'autres domaines (tels que l'ingénierie et le développement régional) répondent aux besoins de la région, mais des études supplémentaires peuvent diagnostiquer de nouveaux besoins spécifiques dans la région.

L'objectif stratégique de l'innovation scientifique et technologique répond au besoin généré par l'intensification des entreprises, en particulier dans le marché immobilier et le tourisme, et les technologies locales typiques, comme l'énergie éolienne, La production et la distribution d'énergie, de gaz, d'eau, d'eaux usées et de nettoyage urbain a 32,3% du marché, mettant en évidence la municipalité d'Osório, où le parc éolien est situé (GOUVERNEMENT DE L'ÉTAT DE RIO GRANDE DO SUL, 2015, p.18), ainsi que par le fait que la région centre 76,7% de son économie à la zone de services. Parmi ces initiatives, afin d'atteindre ces objectifs, on peut notamment souligner les cours d'ingénierie de la gestion de l'énergie, d'ingénierie des services, la création de l'incubateur technologique et de la junior entreprise situés dans l'unité.

L'objectif stratégique organisationnel, se référant à la nécessité de développer la gestion de la communication, répond à la faiblesse détectée se référant à l'ignorance partielle sur les Universités en général dans la région étudiée, contribuant ainsi à atténuer les barrières à l'entrée des étudiants dans l'enseignement supérieur.

Quant à la conclusion selon laquelle, associées au manque de connaissances, les difficultés à concilier les activités professionnelles, pendant la journée, et les périodes d'étude dans l'équipe de nuit, sont également des facteurs qui peuvent empêcher l'admission ou même conduire à l'abandon de l'enseignement supérieur dans la région étudiée, on peut conclure que l'objectif stratégique de l'impact social, en particulier dans la promotion du développement et de la justice sociale et la promotion de toutes les formes d'inclusion, est également envisagé dans la planification de l'institution et répond à cette faiblesse. Après l'analyse de la phase 1 : étape du contexte organisationnel (Oliveira, 2018), on peut conclure que la planification stratégique répond de manière satisfaisante aux faiblesses organisationnelles présentées par l'unité étudiée.

1.1.2 Analyse de la structuration et révision du bureau des processus

Quant à l'analyse de la phase 2 : Structuration et révision du bureau des processus (Oliveira, 2018), on peut dire qu'un bureau des processus (BP) est une sorte de comité qui opère entre les domaines opérationnels et stratégiques de l'organisation, en planifiant des actions et en coordonnant leur exécution, ainsi qu'en analysant les résultats et en promouvant des ajustements, si nécessaire. L'EP est un avantage compétitif important, car en plus de promouvoir l'intégration entre les secteurs, il favorise l'innovation, en plus d'autres actions fondamentales pour la prise de décision de gestion affirmée. Le BS de l'IFE étudié a commencé ses initiatives de structuration en 2012 et constitue actuellement un secteur formellement mis en œuvre et actif dans l'organisation.

En ce qui concerne la définition et une meilleure compréhension des actions d'un PE, Branco (2016) dans son travail appliqué dans le même IFES, en se référant aux rôles dans la gestion des processus, souligne que l'établissement de propriétaires de processus est présenté par plusieurs auteurs comme une composante clé du BPM. Les propriétaires de processus sont des personnes ou des groupes de personnes responsables de la gestion de la performance du processus et sont responsables des processus d'entreprise de haut niveau. Ils agissent à l'interface avec les autres processus de l'organisation, ce qui renforce la perspective systémique du BPM (SMART *et al*, 2009).

Dans l'IFE étudié, on peut détecter que les propriétaires de processus au niveau de l'entreprise (niveau 1) sont situés au siège, représentés principalement par les pro-rectorats. Le propriétaire du processus est responsable du processus de bout en bout, ayant la responsabilité de l'imputabilité des résultats du processus (CAPOTE, 2011).

Le coordinateur de processus est une extension du propriétaire du processus qui travaille dans les processus de niveau 2 ou 3. Il doit avoir des connaissances sur le processus qu'il coordonne, sur l'architecture du processus et sur les systèmes qui soutiennent ce processus. Ils collaborent avec les autres coordinateurs de processus afin d'assurer la transparence, la mesure, la comparaison et la normalisation de l'ensemble des processus (SCHEER ; BRABÃNDER, 2010).

Le gestionnaire de processus est responsable des projets et des initiatives de transformation et d'amélioration des processus, en travaillant avec le propriétaire du processus pour promouvoir l'intégration entre les domaines qui affectent le succès du projet (CAPOTE, 2011). Dans l'unité étudiée, il pourrait y avoir des coordinateurs et des gestionnaires de processus agissant ensemble, dans les initiatives de transformation, avec le PE.

Ce réseau de gestion coordonné à différents niveaux des processus de l'université et dans ses différentes unités, qui sont actuellement au nombre de 29, fournirait des subsides à l'architecte des processus afin de maintenir l'architecture à jour et alignée sur la stratégie et la technologie, ce qui se traduirait par des efforts conjoints, susceptibles de déclencher l'amélioration globale des performances des processus au niveau de l'organisation. En outre, pour un meilleur partage des informations concernant le développement et les améliorations apportées aux processus, il pourrait y avoir la création et la maintenance d'un référentiel de processus pour l'ensemble de l'institution.

Les suggestions décrites dans le paragraphe précédent aboutissent à l'idée d'une gestion des processus d'entreprise, des méthodes optimisées, des personnes préparées et des technologies appropriées et partagées avec toutes les unités de l'IFE, qui effectueraient le suivi des processus, le suivi des performances, la gestion et le contrôle des changements, en les gérant de bout en bout dans une perspective de haut niveau d'interaction et d'intégration.

Cette perspective, à son tour, culmine avec le concept de gouvernance d'entreprise est formé par les processus et autres structures qui corroborent entre eux afin que l'organisation fonctionne correctement et cela se reflète sur les résultats économiques et sur la conformité avec les règlements et les impositions des autres parties prenantes.

Du point de vue de la gestion publique, selon les auteurs consultés dans la littérature qui composent le présent travail, la gouvernance fonctionne avec des formes de contrôle sur les unités qui exécutent les politiques publiques, ce qui serait le cas des IFES publics, qui exécutent les politiques éducatives. Il en résulte un contrôle social direct, qui peut se faire par le biais de la transparence de l'information et de la participation aux conseils, et un contrôle hiérarchique managérial sur les résultats, permettant de rendre compte correctement et d'atteindre les résultats prévus et, par conséquent, de générer des initiatives d'amélioration.

Quant à l'analyse de la phase 3 dans l'IFE étudié : la préparation de l'architecture des processus et la priorisation, contenant les étapes d'identification et de caractérisation des macro-processus, la définition des critères de priorisation et la sélection des processus, sont abordées dans la prochaine sous-section.

1.1.3 L'architecture de processus de l'IFES

Pour enrichir l'analyse de la mise en œuvre du BPM dans l'EES étudié, l'un des principaux aspects est l'analyse de son architecture de processus. Bien qu'il n'ait pas encore été validé par l'organisation, il est en cours de conception sur la base de l'étude de Branco (2016). L'architecture des processus découle de l'architecture d'entreprise (c'est pourquoi on a également inclus dans cette étape du DSR l'analyse de la planification stratégique, réalisée dans la section précédente). Ainsi, selon Smart *et al.* (2009), Pritchard et Armistead (1999), Guetat et Dakhli (2014), Hellstrom et Erikssom (2008), il convient de vérifier si l'organisation possède déjà une architecture d'entreprise établie, ou si elle possède les éléments définis : entreprise, mission, clients, *parties prenantes,* valeur délivrée, produits et services.

Le *cadre de* construction de l'architecture des processus de l'IFES a été développé dans les travaux de Branco (2016), présentant la logique suivante : l'organisation a une mission qui doit générer de la valeur pour les clients et les autres parties prenantes, au sein de l'activité dont elle fait partie. La valeur générée est réalisée à partir des livraisons qui peuvent être des produits ou des services, ces livraisons sont le résultat des processus principaux, qui nécessitent des ressources qui sont fournies par les processus de soutien. L'organisation a également besoin de moteurs stratégiques et de suivi des activités, qui sont le résultat de processus de gestion. Ce raisonnement est schématisé dans la figure 16.

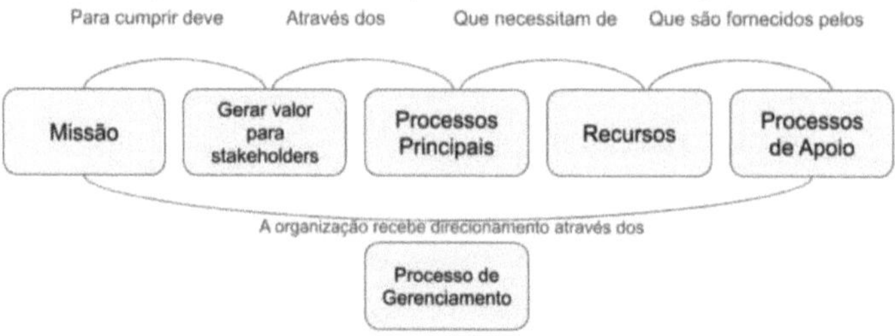

Source : White (2016, p.75)

Dans la figure 17, White (2016) présente une carte où il a cherché à identifier les types de processus (finaliste, support et gestion) avec des couleurs différentes. Les processus finalistes ont été présentés au centre de la figure dans le but de démontrer que ce sont eux qui génèrent de la valeur pour les clients. Les processus de soutien les entourent, car ils ont pour fonction de soutenir les processus. Les cadres sont au sommet, car ils jouent le rôle de guide de l'organisation.

Figure 17 - Carte des processus

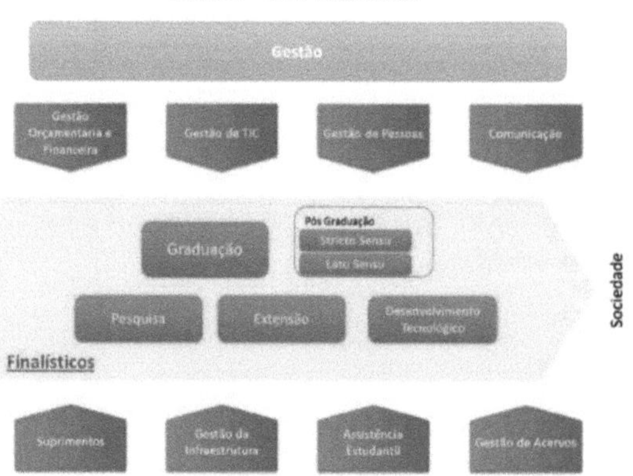

Source : White (2016, p. 91)

Dans le travail de Branco (2016), après avoir défini les processus, nous sommes passés à l'étape suivante de caractérisation des processus. Dans cette étape, il a été utilisé l'IGOE (*inputs, guides, outputs, enablers*) adapté (Figure 18). Ainsi, pour tous les macroprocessus les processus, les entrées/sorties, les politiques et les normes, les indicateurs, les responsables des processus, les domaines concernés et les systèmes d'information qui soutiennent ces processus.

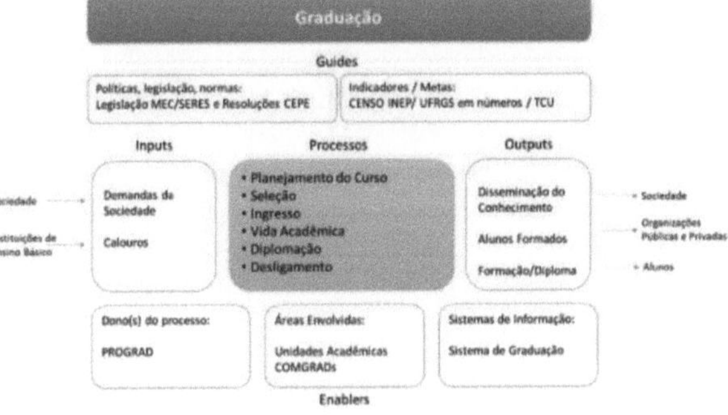

Figure 18 - IGOE du premier cycle universitaire

Source : White (2016, p. 114)

La figure 18 se réfère au macro processus de graduation, mais pour chacun des macroprocessus composants de la figure 17 - Carte des processus, un IGOE a été préparé, ce qui a donné lieu aux annexes A et B, utilisées pour la découverte des processus de l'unité étudiée, ceci étant l'un des objectifs spécifiques de ce travail.

Figure 19 - Macroprocessus de l'IFES dans une version actualisée

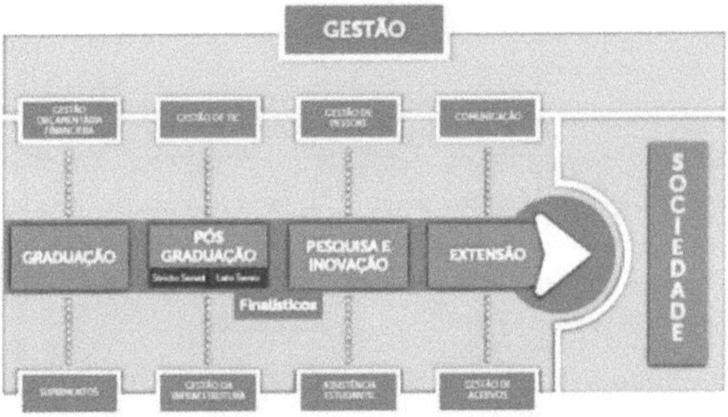

Source : Rapport de gestion de l'UFRGS (2018, p. 39)

La figure 19 présente les macroprocessus actualisés de l'IFES, classés entre finalisme et soutien.

Selon l'UFRGS (2018), la prestation à la société (formation culturelle, scientifique et professionnelle de nos étudiants ; production de connaissances, de culture et d'arts ; et contribution au développement durable dans les domaines politico-institutionnel, social, économique et environnemental) est le résultat des macroprocessus finalistes : premier cycle, deuxième cycle et recherche et innovation et vulgarisation. La réalisation de ces processus permet l'accomplissement de la mission de l'IFES. Pour que ces macroprocessus finalistes fonctionnent, il est nécessaire de disposer d'une série de macroprocessus d'appui qui soutiennent les activités de l'IFES, tels que la gestion budgétaire et financière, la gestion du personnel, l'assistance aux étudiants, entre autres. À cela s'ajoute le macro processus de gestion qui évalue, guide et définit les lignes directrices des autres macro processus.

4.3 ÉLABORATION DE SOLUTIONS

Ensuite, afin de concevoir la solution au problème, l'artefact a été développé, qui comprenait l'application de trois outils pour mettre en œuvre la méthode développée, à savoir : le tableau de découverte des processus, la matrice de priorisation des processus, qui comprenait des critères de priorisation pour les processus composants du portefeuille de l'unité, impliquant la consultation d'experts en BPM, finance et gestion du personnel et, enfin, le tableau de diagnostic de la maturité des processus, qui a été appliqué après avoir priorisé les processus de l'unité à des fins de raffinement, en tenant compte de la maturité des processus analysés, avant la préparation d'un projet d'initiatives d'amélioration.

La construction de l'outil " Process Discovery Table " a été réalisée sur la base du travail de Branco (2016), complété par Damij *et al.* (2008), en créant un tableau avec les champs " macroprocessus ", " processus " et " sous-processus ", qui a été validé par des experts BPM, pour être appliqué à travers des *ateliers* avec des serveurs de l'unité, avec les objectifs de (i) lister les processus de l'unité et vérifier leur adéquation avec l'architecture de processus de l'IFES et (ii) définir le portefeuille de processus de l'unité.

Source : élaboré par l'auteur

Selon la littérature consultée, plusieurs critères issus de méthodes multiples aident à prendre des décisions. (FILHO ; GOMES ; PINHEIRO, 2018). Dans ce sens, l'outil "Matrice pour la priorisation des processus" a défini les critères utilisés sur la base de la littérature sur le BPM et la gestion publique et sont établis d'une manière plus objective dans la littérature présentée par Zwicker *et al.* (2010) qui définissent cinq facteurs pour la mise en œuvre du BPM dans l'administration publique, à savoir : l'alignement stratégique, qui doit être en ligne avec la légitimité politique et les règlements, la gouvernance, les méthodes, les technologies de l'information, les personnes et la culture. Parmi ces facteurs, l'alignement stratégique et les personnes (qualification des serveurs) ont été retenus. Les autres facteurs utilisés étaient la matérialité (définie sur la base des directives des organes de contrôle de l'administration publique) et l'impact sur la communauté universitaire ; et il a été validé par des spécialistes du BPM.

L'outil définit des scores pour les critères, en établissant des relations d'importance classées comme forte, moyenne et faible pour chaque alternative, c'est-à-dire les macro-processus (niveau 1) et ensuite les processus de niveau 2. Les objectifs de l'application de cet outil étaient : (i) pour définir un *classement* par ordre de priorité *des* processus au niveau 1 (macroprocessus) et ; (ii) à partir du macroprocessus prioritaire, pour définir le processus prioritaire (qui lui est lié) au niveau 2 pour les initiatives d'amélioration dans l'unité. Le schéma de préparation de l'outil "Matrice de priorisation des processus" (tableau 04) est présenté à la figure 20.

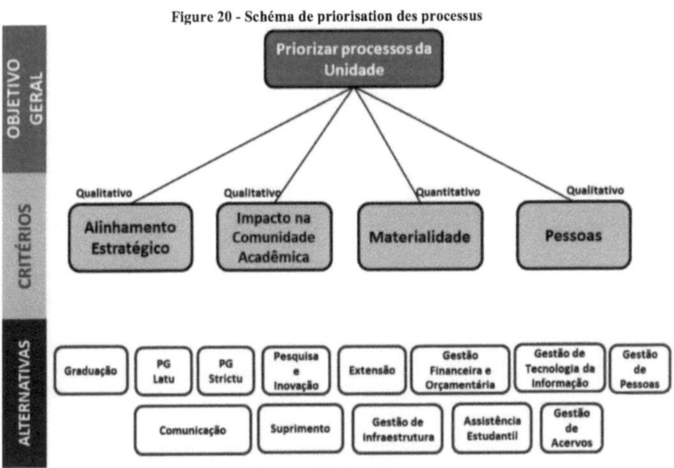

Figure 20 - Schéma de priorisation des processus

Source : élaboré par l'auteur

Le résultat a été obtenu en considérant la moyenne arithmétique des évaluations des experts, en établissant des pondérations, en considérant les macro-processus et les processus de niveau 2 définis dans l'IFES comme des alternatives, selon le tableau 4.

Tableau 4 - Matrice de priorisation

CRITERES ALTERNATIVES / MACROPROCESSUS	Alignement stratégique Il fait partie des OS	Impact sur la communauté académique	Matérialité	Personnes Dépend de la qualification spécifique	POINTS
Premier cycle universitaire					
Post-graduation Lato Sensu					
Stricto Sensu Postgraduation					
Recherche et innovation					
Extension					
Gestion financière et budgétaire					
Gestion des technologies de l'information					
Gestion du personnel					
Communication					
Approvisionnement					
Gestion des infrastructures					
Assistance aux étudiants					
Gestion des collections					

Source : élaboré par l'auteur

Matérialité (répartition du budget)	
Relation forte	>=20% du budget
Ratio moyen	>=10%<20% du budget
Relation faible	<=10% du budget

Relation forte	9
Ratio moyen	3
Relation faible	1

Après la définition du macro processus prioritaire, la même procédure a été répétée avec les processus de niveau 2 qui lui sont liés, donnant ainsi lieu à la définition du processus prioritaire pour les initiatives d'amélioration dans l'unité.

La construction de l'outil "Tableau de diagnostic de la maturité des processus" a été appliquée afin de définir les processus (sous-processus) de niveau 3 de l'unité, pour obtenir les niveaux de classification de la maturité de ces processus, avec les alternatives suivantes : cartographié, diagrammé ou informatisé. L'outil a été développé en collaboration avec le spécialiste D, sur la base de l'approche développée par Dijkman, Vanderfeesten et Reijers (2011).

L'approche développée par les auteurs, conduit à une architecture de processus selon deux dimensions : le type de cas et la fonction métier. La dimension "type de cas" classe les produits ou services d'une organisation en utilisant des propriétés telles que le type de produit, par exemple les jouets ; le type de service d'assurance, qui peut être décomposé en assurance automobile et assurance habitation ; le canal : contact personnel, contact téléphonique ou via Internet ; et le type de client : privé ou entreprise. L'outil a été appliqué au processus de la Vie Académique, spécifiquement au déploiement "Inscription", obtenant la configuration du Tableau 5.

Tableau 5 - Tableau de diagnostic de la maturité des processus

	Niveaux				Fonction commerciale	
	0	1	2	3	Inscription à l'unité étudiée	
	Type	Macroprocessus	Processus	Sous-processus		
Types de cas	Finaliste	Premier cycle universitaire	Inscription	Inscription Cours sur place	Inscription des nouveaux	Inscription des anciens
				Étudiant ordinaire		
				Étudiant spécial		
				Étudiant visiteur		
				Élève auditeur		

Inscription au cours EAD	Inscription des nouveaux	Inscription des anciens
Étudiant ordinaire		
Étudiant spécial		
Étudiant visiteur		
Élève auditeur		

Source : élaboré par l'auteur

Les objectifs de l'outil étaient : i) d'analyser le niveau de maturité des sous-processus énumérés dans l'unité, à partir des résultats de l'application de la "Matrice de priorisation des processus", par le choix d'un sous-processus spécifique, dans le processus de niveau 2 "Vie académique" et ; ii) d'affiner les processus priorisés, en tenant compte du niveau de maturité, avant de commencer les initiatives d'amélioration. La validation de tous les outils a été effectuée avec des experts en BPM.

4.4 INTERVENTION

La phase d'intervention a eu lieu avec l'application des trois outils développés et détaillés dans le sous-chapitre précédent, à savoir : Tableau de découverte des processus, tableau de diagnostic de la maturité des processus et matrice de hiérarchisation des processus. Les objectifs de cette étape étaient de valider les résultats de l'application des outils et la validation conséquente de la méthode proposée.

4.4.1 Application de l'outil de découverte des processus

Pour l'application de l'outil de découverte des processus, sa validation par les experts a été effectuée au préalable. Ensuite, sept *ateliers ont été* organisés avec les personnes responsables des processus au niveau de l'unité, afin que, dans un deuxième temps, les résultats soient validés avec les experts. Les premiers champs ont été préalablement remplis par l'auteur (macroprocessus et processus), les responsables des processus de l'unité étant chargés de remplir les champs "sous-processus".

L'application de l'outil Process Discovery a été réalisée au cours des mois d'octobre à décembre 2019. En octobre, il a été demandé à tous les secteurs du campus des documentations relatives aux activités qu'ils réalisent, en plus de documentations telles que la cartographie de leurs processus, le cas échéant (description détaillée, étape par étape), des manuels élaborés, entre autres.

Le 04 novembre 2019, un *atelier* pilote a été organisé au Núcleo Financeiro (NFI) de l'unité, car il est considéré comme l'un des secteurs disposant de la documentation la plus complète concernant ses flux de travail, en utilisant l'outil démontré dans le tableau 6.

Tableau 6 - Tableau de découverte des processus : Gestion budgétaire et financière

Macroprocessus	Processus d'entreprise	Sous-processus (à réaliser par le secteur concerné)
Budget et gestion financière	Engagement	Préparation de la note d'engagement
		Procédures après l'émission d'une note d'engagement

L'objectif initial était d'identifier les processus (sous-processus) de niveau 3 de l'unité, en tenant compte du fait qu'il s'agirait du différentiel de chaque unité, par rapport au siège, avec l'hypothèse de l'exclusivité de l'exécution de ses propres procédures. Toutefois, on a constaté que l'IFN exécutait également certains sous-processus du Doyen de l'administration et de la planification, tels que le Plan annuel d'acquisitions (PAAQ) et l'Engagement, mais pas dans son intégralité, ne réalisant plutôt que certaines activités ou tâches composantes de ces sous-processus. A partir de cette perception, il a été inclus dans le tableau 6 les champs "activités" et "tâches", en partant de l'hypothèse que la même chose pourrait se produire avec les autres secteurs de l'unité, selon ce que le tableau 7.

Tableau 7 - Tableau des processus adaptés après avoir mené l'*atelier* pilote à l'IFN

Macroprocessus	Processus d'entreprise	Sous-processus*	Activité*	Tâche*
Fournitures	Planification des achats	Plan annuel d'acquisition (PAAQ)	Gérer le PAAQ dans l'unité	Préparez une feuille de calcul avec le PAAQ de l'unité.

Source : adapté de Branco (2016)
Les champs sont remplis par le secteur d'activité concerné.

Ce n'est qu'après la définition du tableau 7 que les sept ateliers prévus ont été développés, qui ont impliqué environ 50 (cinquante participants) et ont été composés de deux moments : le premier avec l'explication de base des concepts BPM, tels que le propriétaire du processus, les macroprocessus, les processus, les sous-processus, les activités et les tâches, en même temps que les macroprocessus et les processus de l'IFES ont été présentés. Dans un deuxième temps, les participants ont été invités à remplir l'outil (tableau 7).

Les événements se sont déroulés dans le laboratoire informatique de l'unité et les participants ont été organisés en groupes composés en moyenne de quatre personnes par macroprocessus. Après discussion et définition du sous-processus, de l'activité ou de la tâche, une seule composante a rempli le tableau, en utilisant les ordinateurs disponibles dans le laboratoire. Ils ont été informés que, s'ils avaient des questions ou s'ils avaient besoin d'éclaircissements supplémentaires sur la présentation des concepts de base effectués, l'auteur serait disponible pour les aider.

Les *ateliers de* découverte des processus ont inclus les responsables des processus de l'organe auxiliaire de l'unité, ainsi que la Préfecture de l'Université (n'appartenant pas officiellement à la structure de l'unité) qui fait partie de la structure de la Surintendance de l'Infrastructure (organe du siège qui gère l'infrastructure de toutes les unités de l'IFES), mais par la logique de gestion par processus de bout en bout, elle a été incluse comme participant.

Chaque *atelier* avait une durée moyenne de deux heures et le regroupement des participants se faisait en fonction de la classification des macroprocessus, à l'exception de l'organisme auxiliaire qui, parce qu'il fonctionne dans une structure et une municipalité distinctes, la dynamique a été réalisée avec les propriétaires de tous les processus à cet endroit et à une seule date. Quant aux processus liés aux COMGRAD (Commissions de graduation), la participation a eu lieu au Forum des COMGRAD, le 11 décembre 2019, auquel ont assisté la plupart de ses composantes et coordinateurs, complété par un autre *atelier* qui s'est tenu le 18 décembre 2019 dans l'unité.

Pour les responsables des processus qui ne pouvaient pas assister à l'*atelier*, des entretiens approfondis ont été menés et l'outil a été envoyé par *e-mail*, avec la présentation des concepts de base du BPM et demandé à être complété. Après avoir épuisé toutes les possibilités de répertorier les processus unitaires, un groupe de discussion a été organisé avec les experts du bureau des processus, pour la validation des processus unitaires.

La figure 21 illustre la situation diagnostiquée qui indique que seules des parties de certains sous-processus appartenant à l'IFES sont exécutées dans l'unité, dans une bonne partie des processus, en prenant comme exemple le diagramme du processus sélectif d'admission des diplômés.

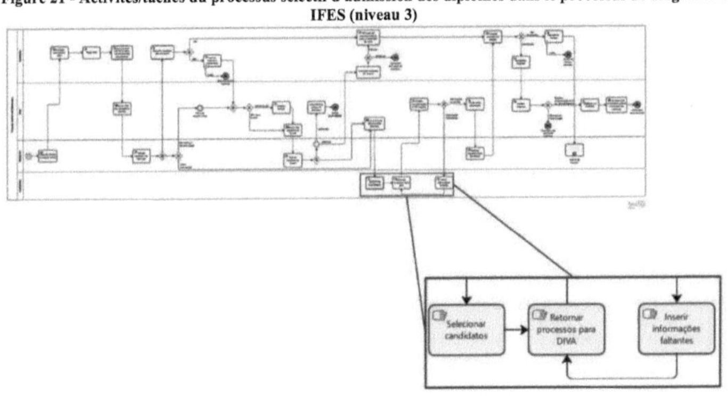

Source : Bureau des processus de l'IFES

Pendant l'application de l'outil, deux nouveaux processus ont été découverts pour composer l'architecture des processus de l'IFES, à savoir : **Gestion des collections muséologiques,** identifiée dans le Musée des sciences naturelles, qui appartient à l'organisme auxiliaire, et a été positionné dans le macro processus Gestion des collections et ; **Gestion des accords,** qui a été découvert à partir de la relation de l'université avec les accords exécutés en partenariat avec ses fondations, et impliquant principalement le financement des cours Programme spécial de graduation (PEG) Présentiel et à distance, ainsi que les spécialisations d'apprentissage à distance. Ce processus a été inclus dans le macro-processus "Achats".

En ce qui concerne le cadre des processus découverts dans l'unité, dans l'architecture de l'IFES, toutes les activités/tâches diagnostiquées par l'outil dans l'unité s'insèrent dans tous les macroprocessus de l'IFES. En ce qui concerne les processus de niveau 2, le graphique 12 montre ceux qui ne s'intègrent pas dans l'architecture du siège.

Tableau 12 - **Processus non découverts ou non encore mis en œuvre dans l'unité**

Macroprocessus	Processus
Premier cycle universitaire	1. entrée
Recherche et innovation	10. Protection de la propriété intellectuelle
	11. Transfert de technologie
Gestion financière et budgétaire	1. Planification budgétaire et financière
	3. répartition budgétaire
	7. préparation du bilan

83

Gestion du personnel	8. préparation des bilans
Gestion du personnel	1. Planification du personnel (diagnostic)
Gestion des infrastructures	2.entretien du mobilier et des biens immobiliers (y compris les ateliers)
Assistance aux étudiants	3.gestion de l'utilisation des espaces destinés à l'assistance des étudiants (maison de l'étudiant)
Gestion des collections	**2. Gestion des œuvres muséales**

Source : élaboré par l'auteur
*Les processus post *stricto-sensu* ne sont pas présents.

Il a été possible de concevoir le portefeuille de processus de l'unité, à l'exception des processus appartenant au Macro Processus Post-Graduation *Stricto Sensu,* faute d'un retour d'information de la part des responsables des processus dans un délai suffisant pour réaliser ce travail. Cependant, par la logique de fonctionnement de ce macro processus, les processus de niveau 2 ont été définis dans l'architecture basée sur les processus de Graduation et Post Graduation *Lato Sensu.* Le graphique 13 montre la projection du portefeuille de processus de l'unité.

Graphique 13 - Portefeuille de processus de l'unité (suite)

LES TYPES DE PROCÉDURE	MACROPROCESS	PROCESSUS	
FINALISTIQUES	Premier cycle universitaire	1. Planification des cours 2. Sélection	4. Diplomation
		3. Vie académique	5. Mise hors service
	Post-graduation Post-graduation *Stricto Sensu*	1. Planification du cours	6. Sac
		2. Accréditation des professeurs	7. Licences
		3. Sélection	8. Défense
		4. Vie académique	9. Diplomation
		5. Sandwich	10. Arrêt
	Post-graduation *Lato Sensu*	1. Planification du cours	4. Vie académique
		2. Approbation du cours	5. Diplomation
		3. Sélection	6. Mise hors service
	Recherche et innovation	1. Définition des groupes et des axes de recherche	6. Diffusion des résultats
		2. Préparation/Soumission du projet	7. Rendu des comptes
		3. Approbation	8. Avis de soutien à la recherche
		4. Financement	9. Initiation scientifique et technologique
		5. Mise en œuvre	
	Extension	1. Financement	5. Publication des résultats
		2. Elaboration/soumission de l'action d'extension (programme ou projet)	6. Rendu des comptes
		3. Approbation	7. Approbation des résultats
		4. Mise en œuvre	
SUPPORT	Gestion financière et budgétaire	1. les mouvements budgétaires	3. Règlement
		2. Engagement	4. Paiement
	Gestion des technologies de l'information	1. Planification informatique	4. Systèmes d'information
		2. Gestion de l'infrastructure de réseau	5. Sécurité de l'information
		3. Gestion des services TIC	
	Gestion du personnel	1. Recrutement de la sélection	6. Évaluation et suivi
		2. Entrée	7. Soins de santé et promotion de la santé
		3. Mobilité externe	8. Gestion du conseil d'administration
		4. Rémunération et avantages	9. Arrêt

Graphique 13 - Portefeuille de processus de l'unité (suite)

LES TYPES DE PROCÉDURE	MACROPROCESS	PROCESSUS	
SUPPORT	Communication	1. Gestion de l'identité visuelle	3. Médias de communication
		2. Préparation de l'actualité	4. Réseaux sociaux
	Approvisionnement	1. Planification des achats	6. Gestion des stocks
		2. Acquisition de biens et de services	7. Élimination/Élimination
		3. Réception	8. Gestion patrimoniale
		4. Gestion des contrats	9. Gestion de la flotte
		5. Gestion des accords *	
	Gestion des infrastructures	1. Gestion des travaux	4. Conservation des bâtiments
		2. Gestion des espaces	5. Sécurité des biens
		3. Gestion de l'environnement	
	Assistance aux étudiants	1. Concession de prestations	2. Gestion des EF
	Gestion des collections	1. Gestion de la collection bibliographique	3. Gestion des documents
		2. Gestion de la collection du musée *	

Il est important de noter qu'il ne s'agit pas réellement du portefeuille de processus de l'unité (sa collection de processus) mais plutôt d'un ensemble de processus appartenant à l'architecture de processus de l'IFES qui ont au moins une activité/tâche réalisée dans l'unité. A partir de l'analyse des résultats de l'application de l'outil, il a été possible d'identifier que la plupart des sous-processus de l'unité sont en fait des sous-processus de l'IFES ; et que l'unité réalise des activités et des tâches qui leur sont liées. Cependant, des études supplémentaires sont nécessaires pour définir si l'unité exécute les sous-processus (processus de niveau 3) dans leur intégralité, ce qui n'a pas pu être validé dans cette recherche, en raison du manque de temps pour mener une deuxième série d'*ateliers*. Les résultats de l'application de l'outil ont été validés au cours des mois de novembre et décembre 2019 par des spécialistes du BPM.

5.4.2 Application de l'outil de priorisation des processus

Pour hiérarchiser les processus de l'unité en vue de mettre en œuvre des améliorations, sur la base de la littérature consultée, un outil a été développé qui établit des scores pour les critères définis, à savoir : l'alignement stratégique, l'impact sur la communauté universitaire, la matérialité : la distribution du budget, et les personnes, en se référant à la dépendance de la qualification spécifique, en établissant des relations d'importance classées comme forte, moyenne et faible pour chaque alternative, c'est-à-dire les macro processus et leurs processus connexes, afin d'aboutir à la définition du processus prioritaire pour les initiatives d'amélioration.

Dans ce sens, en tenant compte des critères susmentionnés, les processus se sont vus attribuer des scores, se référant aux relations faibles, moyennes et fortes, de 1, 3 et 9 respectivement, selon l'analyse des experts, afin de définir l'importance de chaque critère par rapport aux macro-processus et processus de l'IFES.

L'outil a été envoyé aux experts afin qu'ils puissent le remplir. Après avoir défini le macro processus positionné en haut du *classement* résultant de l'application de cet outil, la procédure a été répétée, mais cette fois en appliquant la même méthode dans les processus (niveau 2) liés à ce macro processus, ce qui a abouti de la même manière à un *classement par* ordre de priorité de ces processus. Ensuite, ces résultats ont été validés par des experts en BPM.

En ce qui concerne le critère d'alignement stratégique, les relations fortes, moyennes et faibles ont été établies par les experts sur la base de l'analyse du plan de développement institutionnel (IDP) et du plan de gestion 2016-2020, considérés comme la planification stratégique de l'IFE étudié, en tenant compte de l'inclusion des macro-processus dans les objectifs stratégiques. Quant au critère de dépendance de la qualification des serveurs, il se réfère à la nécessité de disposer d'une formation spécifique pour l'exécution des processus, comme c'est le cas de la nécessité d'un professionnel de la nutrition pour servir les restaurants universitaires, d'un bibliothécaire pour répondre à la gestion du système de bibliothèque, il a été rempli par les experts BPM, après avoir analysé cette variable en fonction de la réalité de l'IFES. Quant au critère de l'impact sur la communauté académique, les résultats permettant de mesurer et d'évaluer les transformations ou impacts générés dans son public cible (utilisateurs/citoyens) ont été pris en compte.

La matérialité est un critère extrêmement important puisqu'il renvoie à la répartition du budget. Compte tenu du fait que la source des ressources de l'IFES sont les taxes payées par les citoyens, il est nécessaire que les agences externes effectuent des inspections pour vérifier la bonne utilisation de ces ressources. Pour la définition des pourcentages de matérialité dans ce travail, le spécialiste E a recommandé que les pourcentages >= 20%, >=10%<20% et <= à 10% soient utilisés en vue de répondre aux classifications faible, moyen et fort établies dans la méthode proposée dans l'outil. Le spécialiste E a également défini les comptes de la classification budgétaire et l'année de base qui ont été utilisés pour faire partie de l'analyse. Une fois la collecte des données terminée, le classement du budget a été établi, au moyen d'une feuille de calcul électronique, contenant une formule *Excel*, qui a calculé la répartition du budget dans les groupes suivants : >=20% du budget (relation forte), >= 10%<20% du budget (relation moyenne) et <=10% du budget (relation faible).

Dans la première phase de la répartition des pourcentages budgétaires, ceux-ci ont été répartis entre les macroprocessus identifiés dans l'unité qui font partie de l'architecture des processus de l'université. Ainsi, le *classement des macroprocessus* a été défini en fonction des dépenses budgétaires. La deuxième phase a été réalisée, avec une nouvelle répartition budgétaire de la valeur totale du macro processus parmi ses processus de niveau 2, pour le macro processus défini comme prioritaire, après l'établissement des pondérations pour les autres critères, par les experts BPM.

Pour l'efficacité de la première phase, un travail robuste de collecte de données a été réalisé, dans la période du 15 avril 2020 au 19 juin 2020, impliquant 12 serveurs, de trois structures différentes : l'unité, son corps auxiliaire et la Préfecture de l'Université, divisés en six groupes de travail, comprenant des données relatives aux contrats de services externalisés, à la paie, aux fournitures, aux projets de recherche et d'extension, aux per diem, entre autres.

Les données budgétaires et extrabudgétaires ont été compilées et analysées en accédant aux systèmes, aux processus administratifs, aux factures et en consultant le siège. Pour répartir les montants consacrés à la masse salariale, les directives du spécialiste F ont été utilisées. En ce qui concerne la masse salariale des techniciens administratifs, la répartition a été calculée en fonction du pourcentage de la masse salariale de chaque macroprocessus lié au domaine dans lequel travaille le technicien administratif. Dans le cas des secteurs qui servaient plus d'un macroprocessus, la valeur totale a été divisée entre le nombre de macroprocessus servis.

Pour calculer les pourcentages de la masse salariale des professeurs par rapport aux macroprocessus, le nombre d'étudiants desservis dans chaque segment d'activités d'enseignement a été pris en compte, à savoir : premier cycle (1 127 étudiants), deuxième cycle *stricto-sensu* (45 étudiants) et deuxième cycle *lato-sensu* (300 étudiants). On a effectué un calcul relatif au nombre d'étudiants afin de générer un nombre d'heures lié à la présence des étudiants en pourcentage dans chaque type d'activité d'enseignement, générant ainsi la distribution en pourcentage (en prenant comme référence 20 heures par semaine, selon l'Ordonnance n° 475/1987 du MEC) de 76,56% des heures dans les activités d'enseignement de premier cycle, 20,38% dans les activités de deuxième cycle lato *sensu* et 3,05% dans les activités de deuxième cycle stricto *sensu*. Ainsi, le nombre d'heures pour chaque activité a été défini comme suit : 15,31 heures hebdomadaires pour les activités d'enseignement du premier cycle, 4,07 heures hebdomadaires pour les études supérieures *sensu* lato et 0,61 heures hebdomadaires pour les études supérieures stricto *sensu* (référence à 20 heures hebdomadaires d'activités d'enseignement).

En tenant compte du fait qu'il n'a pas été trouvé une définition formelle de la quantité d'heures avec la recherche et l'innovation, mais pour les activités d'extension il a été trouvé la

Résolution n. 01/2009 de CEPE/UFRGS (2009) qui détermine dans son article 1 que dans le cas de la faculté avec 40hs et la dédicace exclusive la limite d'heures hebdomadaires dans l'activité d'extension est de 15 heures hebdomadaires, il a été décidé de distribuer les 20 heures restantes d'activités d'enseignement, aux fins du calcul de la paie de la faculté, dans 15 heures pour les activités d'extension et 5 heures pour les activités de recherche et d'innovation.

Ce choix a été fait sur la base de l'hypothèse qu'une unité en cours de réalisation demande plus d'efforts de la part du personnel en général et aussi parce que c'est la première unité en dehors du siège de l'IFES étudié, elle nécessite une plus grande interaction avec la communauté pour se faire connaître, ce qui peut être réalisé par la mise en œuvre d'activités de vulgarisation. Compte tenu de ce qui précède, après qu'il a été rapporté le total de 40 heures hebdomadaires dans 100% de la masse salariale, faire le calcul du pourcentage de chaque macro-processus finaliste (activités d'enseignement) au pourcentage dans les heures correspondantes pour la distribution des pourcentages de la masse salariale de la faculté. Les résultats de ces calculs sont présentés dans le tableau 8.

Tableau 8 - Répartition des dépenses sur la masse salariale unitaire des professeurs

	Heures hebdomadaires pour les activités d'enseignement (base 20 heures)	Pourcentage d'élèves servis dans chaque macroprocessus	Pourcentage de répartition sur la masse salariale (base 40 heures par semaine)
Premier cycle universitaire	15,31	76,56%	39%
Stricto sensu post-graduation	4,07	20,38%	10%
Post-graduation *lato-sensu*	0,61	3,05%	1%
TOTALS	20	100%	50%
	Heures hebdomadaires autres activités d'enseignement (base 20 heures)		
Recherche et innovation	5	-	13%
Extension	15	-	37%
TOTALS	20		50%
TOTAL DES HEURES HEBDOMADAIRES	40 heures	TOTAL POURCENTAGE DE LA MASSE	100%

Source : élaboré par l'auteur

Pour définir la répartition du pourcentage de la charge de travail du personnel enseignant dans les masses salariales respectives, les pourcentages suivants ont été atteints : premier cycle : 39%, post-graduation stricto-sensu : 1% et post-graduation lato-sensu 10%, extension 37% et recherche et innovation 13%. Il convient de noter ici que l'intention n'est pas de définir la charge de travail du corps enseignant pour travailler dans chaque macro-processus, mais de répartir les coûts budgétaires liés à la masse salariale de ce segment dans l'unité. Considérant que l'unité est encore en cours de consolidation, puisqu'elle a un peu plus de 5 ans d'existence, sa liste de cours et autres activités d'enseignement pourraient être modifiées dans un avenir proche. Les suggestions de répartition de la charge de travail formulées ici sont fondées sur des situations idéales, la réalité actuelle de l'unité et la législation en vigueur.

En ce qui concerne les autres comptes analysés, le travail de collecte et d'analyse des données a mis en évidence certaines situations qui méritent d'être soulignées en matière d'accès aux données et d'analyse de l'information, comme le fait de devoir consulter trois structures qui fonctionnent séparément (l'unité, l'organisme auxiliaire et la préfecture de l'université) ; la nécessité de consulter le siège en raison du manque d'accès aux données de l'unité organisationnelle ; le fait que les secteurs responsables des informations nécessaires à l'accomplissement de leur travail dépendent également de la fourniture de données par d'autres départements ; et les systèmes IFES ne fournissent pas de rapports de gestion par unité pour faciliter la prise de décision par leurs directions.

La réalité mise en évidence par les situations décrites dans le paragraphe précédent peut entraver la réalisation des avantages du BPM tels que la réduction du temps de réponse, la lutte contre la vision départementale, l'amélioration de la communication interne, la réduction de la bureaucratie, l'augmentation de la fiabilité des opérations, comme mentionné par Harrington (1993) ; Zairi (1997) ; Detoro et McCabe (1997). La réalité de la centralisation des données dans différents départements détectée dans cette recherche, fait référence à ce que Rummler et Brache (1990) appellent le phénomène de la "culture du silo", où les différents départements d'une organisation présentent un comportement fermé et avec un manque de vision de l'ensemble, ce qui peut générer un manque d'efficacité dans le traitement des questions et des problèmes interfonctionnels, générant des lacunes dans la gestion de ces interfaces, qui à leur tour peuvent empêcher les flux de travail qui circulent entre les départements d'avoir l'efficacité et l'efficience souhaitées, compromettant les performances de l'unité entière et même de l'IFES dans son ensemble.

Pour la bonne performance de l'organisation, selon Harrington (1993) il est essentiel que toute la structure soit connectée, sous peine de coexister au sein de la même organisation, des organisations isolées plus petites, suivant des normes différentes pour aboutir à des objectifs stratégiques communs. Hammer et Champy (1995) estiment que les inconvénients organisationnels internes et externes, ainsi que les difficultés à les surmonter, sont les principaux facteurs à analyser. Ces inconvénients peuvent être appelés facteurs critiques de succès (CSF), qui à leur tour, selon Murlick (2014) mettent l'accent sur les procédures qui peuvent contribuer à la performance de l'organisation. Dans l'œuvre de Torres

(2015), il a été souligné le CSF solutions informatisées, qui définit que les caractéristiques stratégiques et culturelles doivent être prises en compte afin que la solution ne devienne pas obsolète. Cette analyse permet de conclure que les systèmes de l'IFES doivent être mis à jour par l'utilisation de BPM afin de répondre de manière satisfaisante à leurs besoins. Après la compilation des données de matérialité de l'unité étudiée, il a été défini le poids de matérialité sur chacun des macroprocessus, basé sur le pourcentage du budget dans chacun d'eux, ce qui peut être vu dans le tableau 9.

Tableau 9 - Définition de la matérialité des macroprocessus de l'unité en 2019

Matérialité (répartition du budget)				
Relation forte	>=20% du budget		Relation forte	9
Ratio moyen	>=10%<20% du budget		Ratio moyen	3
Relation faible	<=10% du budget		Relation faible	1

LES TYPES DE PROCÉDURE	ALTERNATIVES/ MACROPROCESSUS		POURCENTAGE DE MATÉRIALITÉ
FINALISTIQUES	1. Premier cycle universitaire	9	33%
	2. Post-graduation *Lato Sensu*	1	5%
	3. *Stricto Sensu* Postgraduation	1	8%
	4. Recherche et innovation	3	11%
	5. Extension	9	26%
SUPPORT	6. Gestion financière et budgétaire	1	1%
	7. Gestion des technologies de	1	2%
	8. Gestion du personnel	1	2%
	9. Communication	1	1%
	10. Approvisionnement	1	1%
	11. Gestion des infrastructures	1	3%
	12. Assistance aux étudiants	1	3%
	13. Gestion des collections	1	5%

Source : élaboré par l'auteur

Tableau 10 - Classement budgétaire

Macroprocessus	Pourcentage	*Classement* budgétaire
Premier cycle universitaire	33%	1°
Extension	26%	2°
Recherche et innovation	11%	3°
Stricto Sensu Postgraduation	8%	4°
Post-graduation *Lato Sensu*	5%	5°
Gestion des collections	5%	5°
Gestion des infrastructures	3%	6°
Assistance aux étudiants	3%	6°
Gestion des technologies de l'information	2%	7°
Gestion du personnel	2%	7°

Gestion financière et budgétaire	1%	8°
Communication	1%	8°
Approvisionnement	1%	8°

Source : élaboré par l'auteur

Les experts A, B, C et D ont procédé au remplissage des autres critères, donnant lieu au classement par ordre de priorité des macro-processus pour les initiatives d'amélioration. On observe dans le tableau 15 que le macro processus prioritaire défini était la graduation.

Tableau 11 - Analyse des critères qualitatifs par l'expert A

Matérialité (répartition du budget)			Relation forte	9
Relation forte	>=20% du budget		Ratio moyen	3
Ratio moyen	>=10%<20% du budget		Relation faible	1
Relation faible	<=10% du budget			

CRITERES / ALTERNATIVES/ MACROPROCESSUS	Alignement stratégique — Il fait partie des OS	Impact sur la communauté académique	Matérialité	Personnes — Dépend de la qualification spécifique	POINTS
Premier cycle universitaire	9	9	9	3	30
Post-graduation *Lato Sensu*	9	9	1	9	28
Stricto Sensu Postgraduation	9	9	1	9	28
Recherche et innovation	9	3	3	9	24
Extension	9	9	9	3	30
Gestion financière et Budgétaire	3	3	1	3	10
Gestion technologique de la Information	3	3	1	9	16
Gestion du personnel	9	3	1	9	22
Communication	1	1	1	3	6
Approvisionnement	9	3	1	9	22
Gestion des infrastructures	3	3	1	9	16
Assistance aux étudiants	9	9	1	3	21
Gestion des collections	1	1	1	3	6

Source : élaboré par l'auteur

Tableau 12 - Analyse des critères qualitatifs par l'expert B

CRITERES / ALTERNATIVES/ MACROPROCESSUS	Alignement stratégique — Il fait partie des OS	Impact sur la communauté académique	Matérialité	Personnes — Dépend de la qualification spécifique	POINTS
Premier cycle universitaire	9	9	9	9	36
Post-graduation *Lato Sensu*	3	3	1	3	10
Stricto Sensu Postgraduation	9	9	1	9	28
Recherche et innovation	9	9	3	9	30
Extension	9	9	9	3	30
Gestion financière et budgétaire	3	3	1	3	10
Gestion des technologies de l'information	3	9	1	9	22
Gestion du personnel	9	3	1	3	16
Communication	9	9	1	9	28
Approvisionnement	3	3	1	3	10
Gestion des infrastructures	9	3	1	3	16
Assistance aux étudiants	3	9	1	3	16
Gestion des collections	3	9	1	9	22

Relation forte	9
Ratio moyen	3
Relation faible	1

Source : élaboré par l'auteur

Tableau 13 - Analyse de l'expert C sur les critères qualitatifs

CRITERES / ALTERNATIVES/ MACROPROCESSUS	Alignement stratégique — Il fait partie des OS	Impact sur la communauté académique	Matérialité	Personnes — Cela dépend de expertise particulière	POINTS
Premier cycle universitaire	9	9	9	9	36
Post-graduation *Lato Sensu*	9	9	1	9	28
Stricto Sensu Postgraduation	9	9	1	9	28
Recherche et innovation	9	9	3	9	30
Extension	9	3	9	3	24
Gestion financière et budgétaire	9	9	1	3	22
Gestion des technologies de l'information	3	3	1	9	16
Gestion du personnel	9	3	1	3	16
Communication	9	3	1	3	10
Approvisionnement	9	9	1	3	22
Gestion des infrastructures	9	3	1	3	16
Assistance aux étudiants	9	9	1	3	22
Gestion des collections	3	1	1	3	8

Source : élaboré par l'auteur

Tableau 14 - Analyse des critères qualitatifs par l'expert D

Matérialité (répartition du budget)	
Relation forte	>=20% du budget
Ratio moyen	>=10%<20% du budget
Relation faible	<=10% du budget

Relation forte	9
Ratio moyen	3
Relation faible	1

CRITERES / ALTERNATIVES/ MACROPROCESSUS	Alignement stratégique — Il fait partie des OS	Impact sur la communauté académique	Matérialité	Personnes — Dépend de la qualification spécifique	POINTS
Premier cycle universitaire	9	9	9	9	36
Post-graduation Lato Sensu	9	3	1	3	16
Stricto Sensu Postgraduation	9	9	1	9	28
Recherche et innovation Extension	9	9	3	9	30
	9	9	9	3	30
Gestion financière et budgétaire	3	9	1	3	16
Gestion des technologies de l'information	3	9	1	9	22
Gestion du personnel	3	9	1	3	16
Communication	1	1	1	9	12
Approvisionnement	3	3	1	1 9	8
Gestion des infrastructures	3	3	1		16
Assistance aux étudiants	3	9	1	3	16
Gestion des collections	1	1	1	9	12

Matérialité (répartition du budget)	
Relation forte	>=20% du budget
Ratio moyen	>=10%<20% du budget
Relation faible	<=10% du budget

Relation forte	9
Ratio moyen	3
Relation faible	1

Source : élaboré par l'auteur

Tableau 15 - Classement moyen

Macroprocessus	Moyenne arithmétique	Classeme nt
iGraduation	34,5	1°
Extension	28,5	2°
Post-graduation *Lato Sensu*	28,5	2°
Recherche et innovation	28	3°
Stricto Sensu Postgraduation	20,5	4°
Gestion du personnel	19	5°
Gestion des collections	19	5°
Assistance aux étudiants	17,5	6°
Gestion des infrastructures	16	7°
Approvisionnement	15,5	8°
Gestion des technologies de l'information	14,5	9°
Communication	14	10°
Gestion financière et budgétaire	12	11°

Source : élaboré par l'auteur

A partir de la définition du macro processus prioritaire, les experts A, B, C et D ont à nouveau attribué une relation aux critères, dans leurs processus correspondants au niveau 2, arrivant à la conclusion que le processus prioritaire pour les initiatives d'amélioration dans l'unité étudiée est la "Vie académique", comme on peut le voir dans le Tableau 20.

Tableau 16 - Analyse des critères qualitatifs de l'expert A

MACROPROCESS	CRITERES ALTERNATIVES/ PROCESSUS	Alignement stratégique Il fait partie des OS	Impact sur la communauté académique	Matérialité	Personnes Dépend de la qualification spécifique	POINTS
GRADUATION	1. la planification de la Cours	9	9	1	9	28
	2.Sélection	3	3	1	3	10
	3.la vie académique	9	9	9	9	36
	4. la diplomation	3	9	1	3	16
	5. déconnexion	1	1	1	1	4

Relation forte	9
Ratio moyen	3
Relation faible	1

Source : élaboré par l'auteur

Tableau 17 - Analyse des critères qualitatifs de l'expert B

Matérialité (répartition du budget)	
Relation forte	>=20% du budget
Ratio moyen	>=10%<20% du budget
Relation faible	<=10% du budget

Relation forte	9
Ratio moyen	3
Relation faible	1

MACROPROCESS	CRITERES / ALTERNATIVES / PROCESSUS	Alignement stratégique — Il fait partie des OS	Impact sur communauté académique	Matérialité	Personnes — Dépend de la qualification spécifique	POINTS
GRADUATION	1. la planification de la Cours	9	3	1	3	16
	2.Sélection	9	3	1	3	16
	3.la vie académique	3	9	9	9	30
	4. la diplomation	1	9	1	1	12
	5. déconnexion	1	3	1	1	6

Source : élaboré par l'auteur

Tableau 18 - Analyse des critères qualitatifs de l'expert C

Matérialité (répartition du budget)	
Relation forte	>=20% du budget
Ratio moyen	>=10%<20% du budget
Relation faible	<=10% du budget

Relation forte	9
Ratio moyen	3
Relation faible	1

MACROPROCESS	CRITERES / ALTERNATIVES / PROCESSUS	Alignement stratégique — Il fait partie des OS	Impact sur la communauté académique	Matérialité	Personnes — Dépend de la qualification spécifique	POINTS
GRADUATION	1. la planification de la Cours	3	3	1	3	10
	2.Sélection	3	3	1	1	8
	3.la vie académique	9	9	9	9	36
	4. la diplomation	1	1	1	1	4
	5. déconnexion	1	1	1	1	4

Source : élaboré par l'auteur

Tableau 19 - Analyse des critères qualitatifs de l'expert D

MACROPROCESS	CRITERES / ALTERNATIVES / PROCESSUS	Alignement stratégique — Il fait partie des OS	Impact sur communauté académique	Matérialité	Personnes — Dépend de la qualification spécifique	POINTS
GRADUATION	1. planification des cours	3	3	1	9	16
	2.Sélection	9	9	1	1	20
	3.la vie académique	9	9	9	9	36
	4. la diplomation	9	9	1	1	20
	5. déconnexion	3	3	1	1	8

Matérialité (répartition du budget)				Relation forte	9
Relation forte	>=20% du budget			Ratio moyen	3
Ratio moyen	<=10%<20% du budget			Relation faible	1
Relation faible	>0% du budget				

Source : élaboré par l'auteur

Tableau 20 - Évaluation moyenne des critères qualitatifs

Macroprocessus	Moyenne arithmétique	Classement
1Vie académique	34,5	1°
Planification des cours	17,5	2°
Sélection	13,5	3°
Diplomation	13	4°
Arrêt	5,5	5°

Source : élaboré par l'auteur

Il est donc conclu que le processus prioritaire de l'unité étudiée, pour les initiatives d'amélioration, est le processus (niveau 1) Vie Académique, positionné dans le Macro Processus Diplôme Finaliste.

5.4.3 Application de l'outil de diagnostic de la maturité des processus

Le troisième outil, appelé " Tableau de diagnostic de la maturité des processus " a été préparé afin de définir la maturité des processus au niveau 3 (sous-processus) et selon le modèle de Dijkman, Vanderfeesten et Reijers (2011), en incluant dans ses champs le niveau de maturité trouvé dans la revue de littérature sur le BPM, à savoir : *Ad-hoc* (peu ou pas de définition, état défini (conception détaillée), état contrôlé (suivi et amélioration continue), état architecturé (définition et relation planification stratégique, architecture de l'information, etc.) et état géré de manière proactive (permet de prévoir et de planifier les changements).

Comme défini dans les résultats de l'application de l'outil de priorisation des processus, le processus prioritaire pour les initiatives d'amélioration dans l'unité étudiée est la "Vie académique". Pour l'analyser au niveau 3, le sous-processus "Inscription" a été choisi. L'outil a été envoyé au spécialiste D, pour qu'il le remplisse en fonction du niveau de maturité du sous-processus choisi, qui peut être classé comme état défini. À des fins de différenciation, il a été décidé de classer les sous-processus liés à l'inscription en : cartographié (explication étape par étape du fonctionnement du processus, sous forme manuscrite) ; diagrammé (représenté sous forme de diagramme dans le logiciel Bizagi) et informatisé. Pour commencer l'analyse, il est

Il est nécessaire de revoir l'architecture initiale du macro processus de graduation, défini dans le graphique 14.

Graphique 14 - Macroprocessus d'obtention de diplôme

Macroprocessus	Processus
	Sélection pour la planification des cours
Premier cycle universitaire	Entrez Vie académique Diplomation Arrêt

Source : élaboré par l'auteur

Afin d'attribuer une plus grande granularité au processus d'analyse, en vue de le déployer au niveau 3 (sous-processus) dans l'outil créé, il a fallu analyser, avec le Spécialiste D, le schéma d'analyse qui a donné lieu au macro processus de Graduation, au niveau 1, représenté dans la Figure 22.

Figure 22 - Diagramme du processus de remise des diplômes

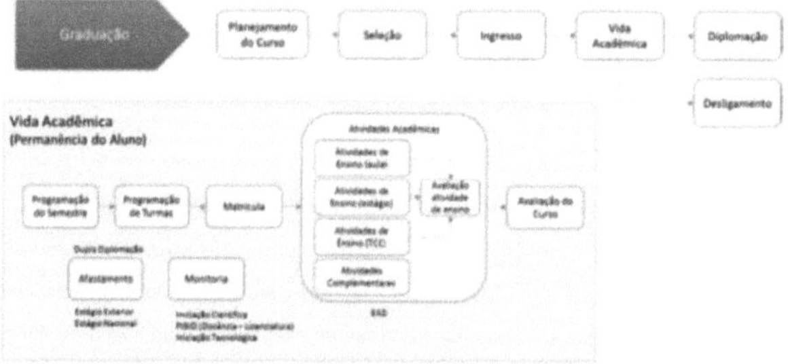

Source : Branco (2016)

Cependant, après avoir effectué l'analyse des macro-processus, on a observé une certaine difficulté à attribuer une plus grande granularité aux processus de graduation, afin de les répartir au niveau 3. Pour réaliser cette analyse de manière plus claire, il a été nécessaire de diviser le processus de la Vie Académique en plusieurs processus, selon les illustrations des figures 23 et 24.

Figure 23 - Détail des phases du macroprocessus de graduation

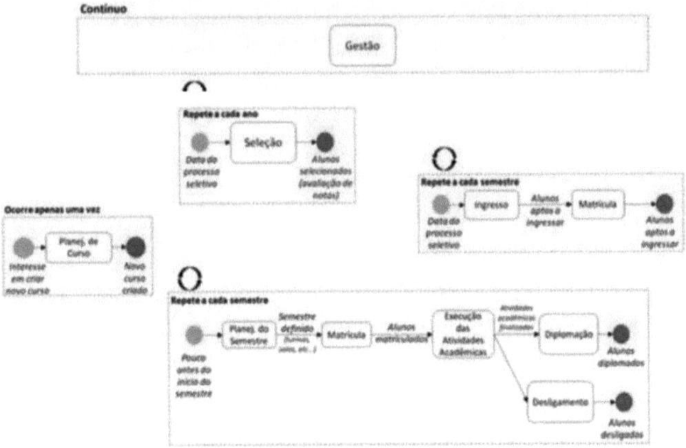

Source : préparé par le spécialiste D

De ces analyses, il a été conclu que la matriculation doit être traitée séparément, comme un nouveau processus, car elle présente une grande complexité et une grande diversité de formes, à commencer par le fait qu'elle est divisée en enregistrement des entrants et enregistrement des vétérans, répétant les deux cas, chaque semestre. La figure 24 montre le nouveau schéma construit pour le processus macro de la graduation.

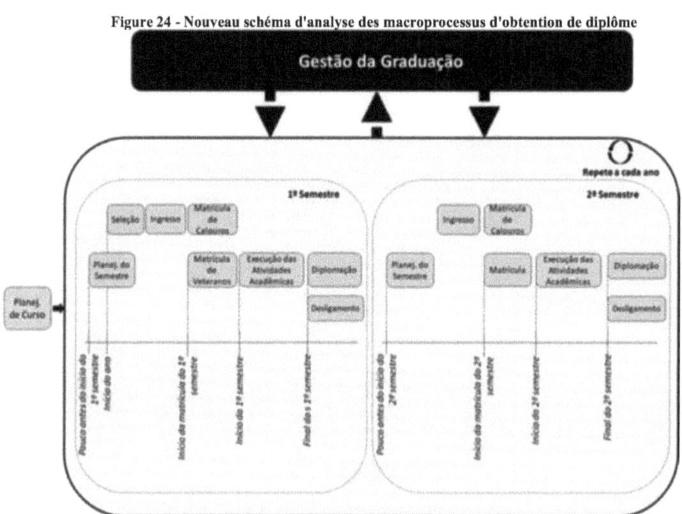

Figure 24 - Nouveau schéma d'analyse des macroprocessus d'obtention de diplôme

Source : préparé par le spécialiste D

Si l'on divise le processus de la vie académique en parties plus petites, à savoir : la planification du semestre, l'inscription, la mise en œuvre des activités académiques et la gestion de l'obtention du diplôme, on peut observer dans la Figure 24, qu'il y a des jalons temporels bien définis pour la mise en œuvre de ces étapes, et comment les étapes sont claires avec les délais pour le début et la fin. Cette nouvelle division des processus (niveau 2) au sein du macro-processus (niveau 1), conduit à une meilleure définition de l'objectif des processus, pour ensuite le diviser en sous-processus (niveau 3).

Il a été possible d'observer que, pour un meilleur retour d'information sur les résultats des processus, et en vue d'apporter des améliorations, il a été nécessaire d'inclure un nouveau processus appelé "gestion de la graduation", afin d'opérationnaliser les améliorations suggérées pour la meilleure performance des cours, principalement par les organismes d'évaluation externes liés au ministère de l'éducation et le Comité d'évaluation propre (CPA), selon le graphique 15.

Graphique 15 - Composantes du macroprocessus d'obtention du diplôme : nouvelle proposition

Macroprocessus	Processus
Premier cycle universitaire	Planification des cours
	Sélection
	Entrez
	Planification des activités du semestre
	Inscription
	Exécution des activités académiques
	Diplomation

	Arrêt
	Gestion du premier cycle universitaire

Source : élaboré par l'auteur

Après l'analyse des résultats de l'application de l'*atelier de* découverte des processus, les activités liées à l'Enregistrement détectées dans l'unité étudiée sont détaillées dans le Graphique 16 :

Tableau 16 - Activités/tâches découvertes dans l'unité concernant le processus d'inscription

Processus (niveau 3)	Description du processus
Inscription à des cours de premier cycle en face à face	Lien avec l'université après avoir franchi les étapes du processus d'admission dans le processus de sélection pour les cours qui font partie de la liste des cours de l'université, dans la modalité sur place.
Inscription aux cours de premier cycle du PEG EAD	Lien avec l'université après avoir franchi les étapes du processus d'admission, dans le processus de sélection prévu pour les cours en édition isolée, en modalité d'enseignement à distance.
Inscription aux cours de premier cycle du PEG Sur	Un lien avec l'université établi après avoir franchi les étapes du processus d'admission, dans le processus de sélection des cours isolés, dans la modalité présentielle.
Inscription des diplômés	Association avec l'université après l'achèvement des étapes du processus d'admission, dans le cadre de la sélection prévue pour les candidats titulaires d'un diplôme de premier cycle.
Annulation justifiée de l'inscription	Annulation d'une activité d'enseignement à laquelle l'étudiant est inscrit pour le semestre en cours, sur autorisation de la Commission des diplômes du cours.
Correction de l'inscription	La correction de l'inscription est effectuée sur autorisation du COMGRAD du cours dans les cas où il y a eu un échec de l'Institution ou d'autres raisons vérifiées dans un processus administratif.

Source : élaboré par l'auteur

Dans chacun des processus découverts, les flux sont différents, et il est possible d'affirmer que toutes les étapes de l'inscription ne sont pas réalisées dans l'unité, beaucoup sont faites au siège de l'IFES et dans le cas des cours à distance, certaines sont également faites dans les pôles qui servent les cours, situés dans d'autres municipalités de l'État, selon la cartographie des tâches et des activités décrites ci-dessous, applicable aux quatre premières activités du tableau 17.

Dans le cas du Baccalauréat Interdisciplinaire en Sciences et Technologie (BICT), un cours en présentiel, le flux commun d'inscription est utilisé dans tout l'IFES. L'inscription des étudiants de première année se fait en deux étapes : l'étudiant envoie la documentation, via le portail du candidat, au secteur responsable, qui analyse la documentation académique. À une date fixée dans le calendrier universitaire, l'étudiant se présente à la Division des services aux étudiants (DAA), où les documents originaux sont vérifiés et l'inscription est effectuée dans le système universitaire. Au cours des semestres suivants, les étudiants effectuent les commandes, les ajustements et les exclusions et inclusions d'inscription en ligne, via le portail des étudiants.

L'inscription aux cours PEG (Special Undergraduate Program) en modalité EAD (Distance Education), est également effectuée par le DAA et se fait en bloc, c'est-à-dire que l'étudiant doit assister à toutes les matières proposées dans le semestre. Les étapes sont les suivantes : les étudiants de première année se présentent aux pôles pour l'approbation de la documentation, munis des documents originaux qui ont été scannés dans le portail des étudiants, les pôles vérifient les documents, les évaluent et les approuvent et, enfin, la Division des services aux étudiants (DAA) établit le lien et effectue l'inscription en bloc. En ce qui concerne les anciens combattants, le DAA effectue, dans le système, l'inscription des étudiants dans les matières offertes au cours du semestre. Les COMGRADs indiquent quels étudiants ont été retirés du cours ou sont renvoyés des matières, tous les autres étudiants sont inscrits dans toutes les matières offertes par le cours.

L'inscription aux cours PEG en face à face, comme l'éducation sur le terrain et la biologie marine, a un flux exclusif. L'inscription des étudiants de première année se fait de la même manière que pour le BICT. Cependant, chaque semestre, les étudiants remplissent un formulaire, créé sur le campus, où ils demandent à être inscrits dans les disciplines proposées dans les cours. Le formulaire est remis à la division des services aux étudiants et transmis à la COMGRAD du cours, qui analyse et approuve (ou non) les demandes des étudiants pour chaque matière. Après l'analyse de COMGRAD, le DAA inclut dans le système l'inscription des étudiants aux cours.

L'inscription pour l'admission aux études supérieures, dans les cours avec des places disponibles sur le campus, est différente de la norme des autres modalités. L'étudiant sélectionné se rend au secteur compétent (au siège) avec les documents originaux utilisés pour l'admission, qui sont vérifiés et entrés dans le système, après l'envoi d'un e-mail avec un lien d'accès et un numéro de carte par l'IFES est fait par l'étudiant lui-même dans le portail *en ligne*. Le participant doit créer un mot de passe et remplir les données demandées.

Après avoir analysé ces modalités d'inscription, on a créé et appliqué l'outil de diagnostic de la maturité des processus, pour la réalisation du Spécialiste D, en considérant sa classification en cartographié, diagrammé ou informatisé, selon le Graphique 17.

Graphique 17 - Classification de la maturité des processus

<table>
<tr><td rowspan="4">Types de cas</td><td colspan="4">Niveaux</td><td colspan="2">Fonction commerciale</td></tr>
<tr><td>0</td><td>1</td><td>2</td><td>3</td><td colspan="2" rowspan="2">Inscription à l'unité étudiée</td></tr>
<tr><td>Type</td><td>Macroprocessus</td><td>Processus</td><td>Sous-processus</td></tr>
<tr><td rowspan="2">Finaliste</td><td rowspan="2">Premier cycle universitaire</td><td rowspan="2">Inscription</td><td>Inscription Cours sur place</td><td>Inscription des nouveaux arrivants</td><td>Inscription des anciens combattants</td></tr>
<tr><td>Étudiant ordinaire</td><td>Diagrammé</td><td>Diagrammé</td></tr>
</table>

	Inscription des nouveaux arrivants	Inscription des anciens combattants
Étudiant spécial	Diagrammé	Diagrammé
Étudiant visiteur	Diagrammé	Diagrammé
Élève auditeur	Cartographie	Cartographie
Correction de l'inscription	Diagrammé	Diagrammé
Annulation justifiée de l'inscription	Cartographie	Cartographie
Inscription au cours PEG EAD	**Inscription des nouveaux arrivants**	**Inscription des anciens combattants**
Étudiant ordinaire	Cartographie	Cartographie
Étudiant spécial	Cartographie	Cartographie
Étudiant visiteur	Cartographie	Cartographie
Élève auditeur	Cartographie	Cartographie
Correction de l'inscription	Cartographie	Cartographie
Annulation justifiée de l'inscription	Cartographie	Cartographie
Inscription au cours PEG sur site	**Inscription des nouveaux arrivants**	**Inscription des anciens combattants**
Étudiant ordinaire	Cartographie	Cartographie
Étudiant spécial	Cartographie	Cartographie
Étudiant visiteur	Cartographie	Cartographie
Élève auditeur	Cartographie	Cartographie
Inscriptions Diplômés	**Inscription des nouveaux arrivants**	**Inscription des anciens combattants**
Étudiant ordinaire	Diagrammé	Diagrammé
Correction de l'inscription	Diagrammé	Diagrammé
Annulation justifiée de l'inscription	Cartographie	Cartographie

Source : préparé par l'auteur.

Pour illustrer la définition des processus au niveau 3 présentée dans le tableau 17, créée sur la base de l'architecture de processus de Dijkman, Vanderfeesten et Reijers (2011), la fonction métier est quelque chose que l'organisation fait, exemple : inscription ; type de cas : cours de premier cycle ; type de produit : premier cycle ; type de client : étudiant régulier, étudiant spécial, étudiant visiteur, auditeur d'étudiants ; localisation : quelle unité de l'IFES. En ce qui concerne l'analyse de maturité, selon la littérature, le processus d'inscription est à l'état défini (conception détaillée), avec la classification complémentaire Mappé et Diagrammé. Selon la littérature BPM, le diagramme d'un processus peut être divisé en deux modes : *"As Is"* et *"To Be"*. Le mode *"As Is"* est défini lorsque le processus est représenté au moyen d'un diagramme, de la manière dont il est opérationnalisé dans l'organisation. Le mode *"To Be"* est le moment où le processus, après analyse des acteurs impliqués, des propriétaires de processus et des experts BPM, est amélioré et devient opérationnel selon les nouvelles définitions de fonctionnement. Dans le cas des processus analysés dans le graphique 17, aucun des processus n'a été amélioré, c'est-à-dire qu'ils sont seulement schématisés en mode " Tel quel ". Après le mode *"To Be", le* niveau de maturité suivant est l'informatisation des processus.

Il convient de noter ici que le processus d'inscription au niveau 2, est informatisé depuis plus de quinze ans à l'IFES, mais que la mise en œuvre du BPM à l'IFES a commencé il y a environ huit ans. L'analyse effectuée ici fait référence au niveau de maturité à partir de la mise en œuvre du BPM dans les IFES étudiés. L'application de l'outil a permis une analyse plus approfondie du processus priorisé dans ce travail, y compris un examen de l'architecture du processus de macro-diplôme de graduation lui-même. Cependant, des études complémentaires sont nécessaires pour définir, dans ce cas, par quel sous-processus démarrer un projet d'initiatives d'amélioration, ce qu'il n'a pas été possible de définir dans cette étude par manque de temps.

4.5 APPRENTISSAGE ET ÉVALUATION

Selon Dresch *et al.* (2020) après avoir appliqué le cycle, le chercheur doit faire une réflexion, visant à analyser le problème et la solution proposée de manière agrégée, afin de généraliser les connaissances apprises dans la recherche, en faisant abstraction des détails particuliers de l'organisation, en définissant des prescriptions plus générales pour une classe donnée de problèmes. L'évaluation et les apprentissages générés par le cycle de résolution des problèmes peuvent guider le chercheur vers de nouveaux problèmes à étudier, initiant ainsi un nouveau cycle. Les réflexions générées dans l'application de la méthode de priorisation des processus seront divisées, sur la base des suggestions des auteurs Van Aken, Berends et Van der Bij (2012), en : réflexion académique, formulation de la *proposition de conception* (règle technologique) et recherches futures.

Quant à la réflexion académique, il est possible d'affirmer que le travail a abordé des questions très importantes afin d'atteindre son objectif général, notamment la mise en œuvre du BPM et ses avantages, les facteurs critiques de succès, l'architecture des processus, la gestion des processus et la prise de décision. D'après les auteurs étudiés, il est possible de résumer la mise en œuvre du BPM en plusieurs étapes : comprendre l'activité, identifier les processus, mesurer la performance et proposer des améliorations. L'architecture des processus est le moyen par lequel les processus de l'organisation sont identifiés. Comme à partir de la connaissance des processus que l'organisation a, il devient possible le suivi et la proposition d'actions d'amélioration, mais le fait d'avoir la connaissance des processus prioritaires de l'organisation, peut rendre sa performance plus efficace afin d'atteindre ses objectifs organisationnels, réalisant ainsi, à travers ses actions, la satisfaction des besoins de son public cible.

Avec la réalisation de ce travail, il a été possible de conclure que les conditions préalables de base pour appliquer la méthode proposée de priorisation des processus pour les initiatives d'amélioration est la définition préalable de l'architecture et du portefeuille de processus par l'organisation. Ce n'est qu'ensuite qu'il sera possible de procéder à toutes les autres étapes proposées pour la définition des processus prioritaires. Cependant, après l'application de la méthode, il convient de mettre à jour périodiquement l'architecture et la définition des processus prioritaires, car les processus évoluent en fonction des changements de l'environnement externe, de l'activité et par conséquent de la stratégie organisationnelle.

En ce qui concerne les avantages générés par la mise en œuvre du BPM, on s'attend à ce que la méthode développée déclenche la génération d'impacts positifs, en définissant efficacement les processus prioritaires de l'organisation, puisque la préparation de la méthode proposée ici souligne l'importance de l'impact sur la communauté universitaire et l'alignement sur les objectifs stratégiques. On s'attend à ce que le travail contribue à l'amélioration du moral des employés, puisque la définition claire des processus que l'organisation a, définit mieux les activités pertinentes à chaque position et fonction, améliorant la visibilité et la reconnaissance du travail, effectué afin d'éliminer les activités qui n'ajoutent pas de valeur. Ainsi, l'identification des personnes clés qui participeront à la mise en œuvre du BPM devient fondamentale.

Quant aux particularités dans la priorisation des processus dans l'IFES, Branco (2016), soutient que les universités fédérales, en général, sont structurées en îlots fonctionnels, où il y a une forte séparation entre l'administration et le monde académique et peu de connaissances systémiques de l'institution. La plupart d'entre elles sont de vieilles organisations, avec des structures dépassées et une faible maturité managériale, perçue par l'utilisation limitée des techniques et outils de gestion. Compte tenu de la réalité exposée, en se référant aux universités plus anciennes, ce qui est le cas de l'IFES étudié, après la définition des processus prioritaires pour l'application de la méthode développée de priorisation des processus, il est nécessaire de les affiner, en effectuant l'analyse de leur maturité, car dans ces organisations il existe une diversité de niveaux de maturité, alors que de nombreux processus sont informatisés, d'autres sont encore à l'état *ad hoc* (peu ou pas de définition, réalisés selon la décision de l'opérateur). Ce n'est qu'après cette analyse que nous procédons à la mise en œuvre du projet d'amélioration des processus.

Dans le cas où la structure de l'IFES à adopter la méthode est multi-usines, il faut tenir compte du niveau de centralisation des activités au siège, en vérifiant si les processus, surtout au niveau 3 (sous-processus) sont entièrement exécutés et/ou s'ils n'exécutent que des activités et des tâches connexes dans les unités. Si les unités n'exécutent que des tâches ou des activités de ces processus, il est recommandé d'organiser les initiatives d'amélioration en collaboration avec le siège. Toutefois, un référentiel de processus pour d'éventuels *bechmarkings* et *retours d'information* pourrait contribuer à la diffusion de la culture de la gestion par les processus.

Il est donc nécessaire de préparer l'environnement à recevoir l'architecture et la hiérarchisation des processus pour les initiatives d'amélioration, en tant qu'outils de gestion, et le premier point est de convaincre la direction de l'importance et des avantages de l'architecture et de la hiérarchisation des processus. On s'attend à ce que la méthode développée suscite des discussions qui remettent en question la structure organisationnelle adoptée, sur la base de la définition de la "culture en silo" définie par Rummler et Brache (1990), visant à faciliter, par la connaissance de son architecture, de son portefeuille et des processus prioritaires la concentration de l'information dans certains secteurs et l'utilisation de systèmes qui ne répondent pas aux besoins de l'organisation, comme la génération de rapports de gestion par exemple, empêchant ainsi la vision de l'ensemble de l'organisation, générant des lacunes dans les flux de travail, ce qui peut compromettre les performances de toute l'organisation, étant donné que cela ne facilite pas le processus de prise de décision. La gestion des processus permet de contrôler ces problèmes et d'améliorer les performances des processus, mais il est nécessaire de développer des méthodes optimisées, de préparer les personnes et d'utiliser les technologies appropriées.

Les difficultés rencontrées pour mener à bien cette étude et qui ont abouti à des limitations ont été l'accès aux données et aux informations nécessaires et la disponibilité en temps, tant des experts que des serveurs qui ont participé à la recherche. Le grand nombre de processus résultant des *ateliers de* découverte des processus a rendu difficile l'analyse permettant de conclure si l'unité n'opérationnalise que partiellement ou totalement les processus de l'IFES, a rendu impossible la réalisation d'une enquête plus approfondie, afin de parvenir à une conclusion définitive qui envisageait le cas par cas, ainsi que la délimitation temporelle et les autres étapes de la recherche à respecter.

Cependant, il a été possible de formuler la *proposition de conception* (règle technologique) qui, selon Bunge (1967), fait référence à la nécessité d'aligner et de raffiner les connaissances existantes afin de résoudre les problèmes, est soutenue par la règle technologique qui est un produit typique de la recherche en *science du design* et qui peut être définie comme suit une instruction permettant d'effectuer un nombre fini d'actions dans un ordre spécifique et dans un but précis - une technologie.

L'artefact proposé dans ce travail, appelé Méthode de priorisation pour la mise en œuvre de BPM dans l'IFES, peut être visualisé dans la Figure 25.

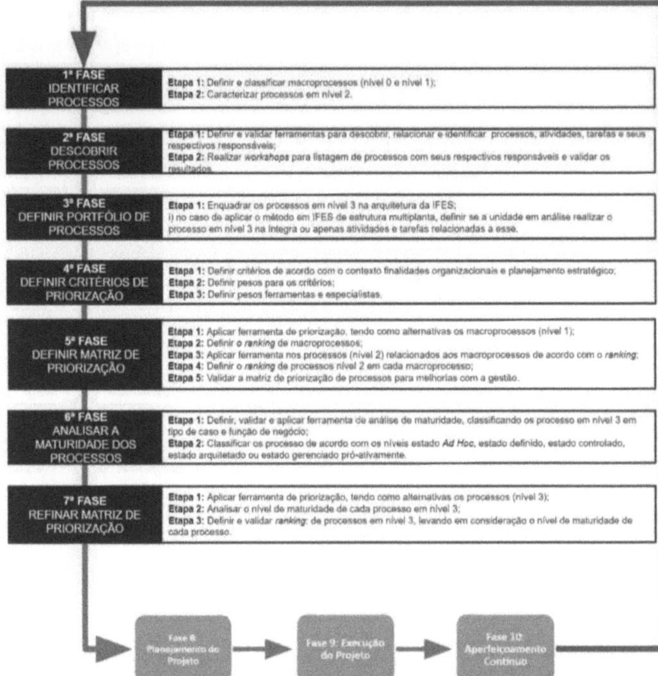

Figure 25 - Méthode de priorisation des processus pour la mise en œuvre du BPM à l'IFES
Source : élaboré par l'auteur

Une règle technologique est une solution générale pour un type de problème de terrain. L' artefact proposé peut être appliqué dans son intégralité par les EES qui cherchent à initier la mise en œuvre de la BPM et aussi par ceux qui l'ont déjà commencée ; et ainsi prendre conscience des processus auxquels l' organisation devrait consacrer plus d'efforts. Une fois adaptée au contexte, cette méthode peut être utilisée par d'autres établissements d'enseignement publics ou privés, voire même par des organisations d'autres segments, afin de prendre conscience de leurs processus prioritaires. Cependant, il est nécessaire de s'assurer que les participants au processus ont une compréhension commune, en utilisant un glossaire des concepts qui ont impliqué la préparation de la méthode.

Quant aux travaux et recherches futurs, il existe plusieurs possibilités, l'une d'entre elles serait de réaliser une analyse plus détaillée des processus au niveau 3 de l'organisation, en cherchant à comprendre le niveau de décentralisation pour l'exécution de ces processus de l'IFES par rapport à leurs unités, ainsi que leur organisation et leur classification en type de cas et de fonction commerciale. Il est également suggéré le développement d'une méthode de suivi et de révision de l'architecture et de la hiérarchisation des processus, en vue de sa mise à jour constante et ; enfin, il est suggéré des études qui envisagent des modèles d'EPM (*Enterprise Process Management*) pour l'application dans l'IFES, en joignant à la méthode de hiérarchisation développée, une autre méthode qui permet de gérer les processus d'affaires de manière globale, du point de vue de la stratégie, de la structure et des rôles, des objectifs de performance et des indicateurs associés.

5 CONCLUSIONS

Ce travail avait pour thème la gestion des processus d'affaires dans les institutions fédérales d'enseignement supérieur. Son objectif général était de "Proposer une méthode de priorisation des processus pour les initiatives d'amélioration au sein de l'IFES" et ses objectifs spécifiques étaient : i) d'identifier les pré-requis pour proposer une méthode de priorisation des processus ; ii) de définir les phases d'application d'une méthode de priorisation des processus ; iii) de diagnostiquer les particularités de la priorisation des processus au sein de l'IFES.

Afin d'atteindre ces objectifs, la méthode de la *recherche en sciences du design (DSR)* a été utilisée. Pour commencer, une analyse documentaire des concepts et des études liés au thème a été réalisée. Il ressort de ces études que le BPM est une excellente approche pour la gestion des organisations, et que la définition d'un sous-ensemble de processus clés, ainsi que le maintien d'une carte actualisée des processus, avec des critères clairs pour déterminer quels processus sont plus prioritaires, sont de la plus haute importance pour que les organisations atteignent les objectifs qu'elles se proposent.

A la suite de l'analyse documentaire et de l'application du DSR, il a été préparé un artefact appelé Méthode de hiérarchisation des processus pour la mise en œuvre du BPM à l'IFES, qui peut être appliqué aussi bien à l'IFES que dans des organisations de caractère similaire, cependant il est recommandé d'appliquer son utilisation en fonction du contexte organisationnel. Il a également été constaté que la définition de l'architecture et du portefeuille de processus sont des conditions préalables fondamentales à la préparation d'une carte de hiérarchisation des processus. A ce stade, le premier objectif spécifique est atteint.

L'application de l'artefact a été réalisée à l'aide de trois outils, à savoir : le tableau de découverte des processus, le tableau de diagnostic de la maturité des processus et la matrice de priorisation des processus. A partir de cette application, il a été défini les phases de la méthode qui sont i) identifier les processus ; avec la définition du macro-processus et la caractérisation des processus au niveau 2 ; ii) découvrir les processus ; iii) définir le portefeuille de processus ; iv) définir les critères de priorisation, ce qui a été réalisé sur la base de la revue de la littérature sur la gestion publique et la législation de l'IFES et des organismes fédéraux de contrôle ; v) définir la matrice de priorisation, qui a été réalisée en appliquant les critères et leurs poids respectifs pour chaque macro-processus et les processus au niveau 2 du macro-processus prioritaire, rempli par des experts en BPM ; vi) analyser la maturité des processus ; et enfin vii) affiner la matrice de priorisation, qui a été réalisée avec les processus liés au macro-processus prioritaire, afin de définir quels processus sont susceptibles d'être améliorés, en fonction de leur niveau de maturité avant de passer à la phase de planification du projet d'initiatives d'amélioration. Avec la définition de ces phases, le deuxième objectif spécifique proposé dans ce travail est atteint.

L'établissement des critères de priorisation a pris en compte le contexte des organisations publiques et de l'IFES, les recommandations des organismes de contrôle externe de l'administration publique fédérale, après une analyse documentaire minutieuse et ont été définis dans : l'alignement stratégique, l'impact sur la communauté universitaire, la matérialité et les personnes, pour lesquels des poids ont été établis et pondérés par des experts, pour arriver à la conclusion que, dans cette étude, le processus de niveau 2 qui devrait être priorisé en termes d'améliorations dans l'unité est la vie académique, positionné dans le macro processus de premier cycle.

Au cours de l'application et de l'évaluation de l'artefact, il a été atteint quelques observations qui méritent d'être soulignées. Parmi celles-ci, on peut mentionner le fait que dans plusieurs processus, l'unité n'exécute que des parties ou des étapes, définies comme des activités dans les tâches. Toutefois, afin de vérifier le niveau de centralisation de l'exécution des processus, il convient d'approfondir l'analyse pour vérifier si les processus, en particulier au niveau 3 (sous-processus) sont exécutés en totalité ou seulement partiellement, de sorte que les initiatives d'amélioration sont organisées avec le siège.

Avec l'analyse de l'application de l'outil de découverte des processus, il a été possible de réfléchir sur certains aspects, l'un d'entre eux étant la possibilité de développer des améliorations pour le diagnostic des processus avec une granularité à partir du niveau 3, en obtenant, de cette façon, le niveau de décentralisation de l'exécution des processus dans les unités de l'IFES multi-usines, en vue d'une meilleure définition des personnes impliquées dans un projet d'initiatives d'amélioration. Quant au remplissage de l'outil, afin de réduire les éventuelles limites de raisonnement, cette procédure pourrait être réalisée en deux étapes, la première par un *brainstorming* où les répondants énuméreraient librement les processus qu'ils exécutent, et la seconde les adapterait aux processus de niveau 1 et 2 contenus dans l'outil.

En ce qui concerne l'outil de priorisation, dans le cas d'une application dans un EES de structure multi-établissements, il serait recommandé que les experts participants connaissent la planification stratégique au niveau de l'unité, pour ensuite procéder à la notation des critères dans chaque processus, assurant ainsi la définition des processus prioritaires de manière plus affirmée. En ce qui concerne l'objectif spécifique de définir les particularités de la hiérarchisation des processus dans les EES, après la définition des processus prioritaires pour l'application de la méthode de hiérarchisation des processus développée, il est nécessaire de les affiner, en effectuant l'analyse de leur maturité, car dans ces organisations il existe une diversité de niveaux de maturité, tandis que de nombreux processus sont informatisés, d'autres sont encore à l'état *ad hoc* (peu ou pas de définition, effectuée selon la décision de l'opérateur). Ce n'est qu'après cette analyse que nous procédons à la mise en œuvre du projet d'amélioration des processus. De cette façon, le troisième objectif spécifique a été atteint.

Dans les IFES étudiés, on constate que les propriétaires de processus au niveau de l'entreprise (niveau 1) sont situés au siège, représentés principalement par les bureaux du doyen. Le coordinateur de processus est une extension du propriétaire de processus qui agit dans les processus de niveau 2 ou 3. Il pourrait y avoir des coordinateurs et des propriétaires de processus agissant ensemble, dans les initiatives de priorisation et de transformation des processus. Ce réseau de gestion coordonné aux différents niveaux des processus de l'université et dans ses différentes unités, fournirait des subventions à l'architecte des processus afin de maintenir l'architecture à jour et alignée sur la stratégie et la technologie, ce qui se traduirait par des efforts conjoints, susceptibles de déclencher l'amélioration globale des performances des processus.

Quant aux difficultés rencontrées au cours de cette étude et qui ont abouti à des limitations, il s'agit de la difficulté d'accès aux informations au siège et de la disponibilité en temps, tant des spécialistes que des employés de l'IFES. Le manque d'accès aux données et l'absence de génération de rapports de gestion par leurs systèmes ont rendu difficile la réalisation d'une enquête plus approfondie. Il convient de mentionner que la méthode proposée n'est qu'une suggestion pour la priorisation des processus, et elle peut être testée dans d'autres unités de l'IFES étudiée, dans d'autres IFES et organisations similaires, pour vérifier son efficacité et son adéquation au contexte organisationnel, fait les adaptations appropriées, en plus de la possibilité d'amélioration, suggérant l'utilisation de méthodes quantitatives et statistiques plus précises.

En ce qui concerne les recherches futures, il est suggéré une analyse visant à comprendre le niveau de décentralisation pour l'exécution des processus de l'IFES par rapport à leurs unités, en vue de définir ceux qui sont impliqués dans les projets d'amélioration des processus ; le développement d'une méthode de suivi et de révision de l'architecture et de la carte de priorisation des processus, afin de les maintenir à jour ; et, enfin, il est suggéré des études qui envisagent des modèles d'EPM pour l'application dans l'IFES, en joignant à la méthode de priorisation développée, une autre méthode qui permet de gérer les processus d'affaires d'une manière globale, sous la perspective de la stratégie, la structure et les rôles, les objectifs de performance et les indicateurs associés.

RÉFÉRENCES

ABPMP Brésil. Association des professionnels de la gestion des processus d'affaires. **Guide pour la gestion des processus d'affaires** : corps commun de connaissances. Brasília : ABPMP, 2013. V. 3.0. Traduction de : Guide du corps commun de connaissances de la gestion des processus d'affaires (BPM CBOK).

ADESOLA, S. ; BAINES, T. Developing and evaluating a methodology for business process improvement. **Business Process Management Journal**. Bingley : Emerald, 2005. v. 11, n. 1, p. 37-46, 2005.

ALBUQUERQUE, Alan Marinho de ; ROCHA, Paulo. **Sincronismo organizacional** : como alinhar a estratégia, os processos e as pessoas. São Paulo : Saraiva, 2006.

ANDRADE, Adriana ; ROSSETTI, José Paschoal. **Governança corporativa** : fundamentos, desenvolvimento e tendências. 3.ed. São Paulo : Atlas, 2007.

ANTONUCCI, Yvonne Lederer ; BARIFF, Martin ; BENEDICT, Tony ; CHAMPLIN, Brett ; DOWNING, Bruce D. ; FRAZEN, Jason ; MADISON, Daniel J. ; LUSK. Sandra ; SPANYI, Andrew ; TREAT, Marl ; ZHAO, Leon ; RASCHKE, Robyn L. **Business process management common body of knowledge**. Terre Haute : ABPMP, 2009.

ANTONUCCI, Yvonne Lederer ; GOEKE, Richard J. Identification of appropriate responsibilities and positions for business process management success : A la recherche d'un cadre valide et fiable. **Business Process Management Journal**, v. 17, n. 1, p. 127-146, 2011.

APQC. American Productivity & Quality Center. **Cadre de classification des processus (PCF)**. 2014. Éducation - PDF, v. 3.0.1E. Disponível em : ttps://www.apqc.org/resource- library/resource-listing/apqc-process-classification-framework-pcf-education-pdf-version-0. Accès : 15 septembre 2019.

AREDES, Emerson L. **Méthode d'élaboration d'une architecture de processus pour la promotion du management par les processus dans les institutions publiques d'enseignement supérieur**. Dissertation (Master en administration des organisations) - Faculté d'économie, d'administration et de comptabilité de Ribeirão Preto, Université de São Paulo, Ribeirão Preto, 2013. Disponible à l'adresse suivante : < https://teses.usp.br/teses/disponiveis/96/96132/tde-22012014-163145/pt-br.php. Consulté le : 12 octobre 2018.

ARMISTEAD, Colin ; PRITCHARD, Jean-Philip ; MACHIN, Simon. Gestion stratégique des processus d'affaires pour l'efficacité organisationnelle. **Long Range Planning**, v. 32, n.1, p. 96-106, 1999.

BARBARÁ, Saulo. **Gestão por processos** : fundamentos, técnicas e modelos de implementação - foco no sistema de gestão da qualidade com base na ISO 9000:2000. Rio de Janeiro : Qualitymark, 2008.

BERGAMASCHI, Sidnei ; REINHARD, Nicolau. Facteurs critiques de succès pour la mise en œuvre des systèmes de gestion d'entreprise. Dans : SOUZA, C.A. ; SACCOL, A. Z. **Sistemas ERP no Brasil** (Enterprise Resource Planning : Theory and cases). São Paulo : Atlas, 2003. p. 106-129.

BITITCI, Umit S. ; ACKERMANN, Fran ; ATES, Aylin ; DAVIES, John ; GARENGO, Patrizia ; GIBB, Stephen ; MACBRYDE, Jillian ; MACKAY, David ; MAGUIRE, Catherine ; VAN DER MEER, Robert ; SHAFTI, Farhad ; BOURNE, Michael ; FIRAT, Seniye U. Managerial processes : business process that sustain performance. **International Journal of Operations & Production**

Management, v. 31, n. 8, p. 851-891, 2011.

BOUYSSOU, Denis. Modélisation de la détermination inexacte, de l'incertitude, de l'imprécision à l'aide de critères multiples. Dans : LOCKETT, A. G. ; ISLEI, G. **Improving Decision Making in Organizations.** Berlin : Springer, 1989. p. 78-87.

BRANCO, Gabriela Musse. **Proposta de framework para construção da arquitetura de processos** : o caso de uma instituição federal de ensino superior. Thèse (Master en ingénierie de la production) - Université fédérale de Rio Grande do Sul, Porto Alegre, 2016. Disponible à l'adresse suivante : http://hdl.handle.net/10183/142502. Consulté le : 10 octobre 2018.

BRANCO, Gabriela Musse, TORRES, Isaac Silva, VIEIRA, João Francisco de Fontoura. Roteiro para Implantação do BPM em uma IFES : lições aprendidas em cinco anos de Escritório de Processos. In : ATELIER DE TECHNOLOGIE DE L'INFORMATION ET DE LA COMMUNICATION DE L'IFES, 11, 2017, Recife. **Annales...** Recife, PE : WTICIFES, 2017. Disponible à l'adresse suivante : http://hdl.handle.net/10183/159348. Consulté le : 20 septembre 2019.

BRANS, Jean-Pierre ; VINCKE, PH. ; MARESCHAL, Bertrand. Comment sélectionner et comment classer les projets : La méthode PROMETHEE. **European Journal of Operational Research**, v. 24, p.228-238, 1986.

BRESIL. **Constitution [1988]**. Constitution de la République fédérative du Brésil. Brasília : Sénat fédéral, 1988.

BRASIL. **Plano de Desenvolvimento Institucional - PDI** : Diretrizes para Elaboração Ministério da Educação, Secretaria de Educação Superior e Secretaria de Educação Profissional e Tecnológica. Brasília, DF : Sistema de Acompanhamento de Processos das Instituições de Ensino Superior - SAPIEnS/MEC, déc. 2004.

BRÉSIL. Instruction normative n° 24/2015 du 17 novembre 2015. Prévoit le plan annuel d'audit interne (PAINT), les travaux d'audit réalisés par les unités d'audit interne et le rapport annuel des activités d'audit interne (RAINT) ainsi que d'autres dispositions. **Journal officiel de l'Union**, Nov. 2015. Disponível em : http://www.in.gov.br/materia/-/asset_publisher/Kujrw0TZC2Mb/content/id/30175122/do1- 2015-11-18-instrucao-normativa-n-24-de-17-de-novembro-de-2015-30175118. Consulté le : 05 mai 2020.

BRÉSIL. Ministère de la planification, du développement et de la gestion. **Méthode de hiérarchisation des processus** : gestion de l'intégrité, des risques et des contrôles internes de la Direction. Brasília, DF : MP, 2017. Disponívelem : http://infraestrutura.gov.br/images/2018/documentos/170330_metodo_de_priorizacao_de_pro cessos.pdf. Consulté le : 25 avr. 2020.

BROCKE, Jan vom ; ROSEMANN, Michael. **Handbook on Business Process Management 2** : Strategic Alignment, Governance, People and Culture. Berlin : Springer Heidelberg, 2013. p. 93-114.

BUCHER, Tobias ; WINTER, Robert. Taxonomie des approches de la gestion des processus d'affaires : Une base empirique pour l'ingénierie des méthodes situationnelles pour soutenir le BPM. 2010. Dans : BROCKE, Jan vom ; ROSEMANN, Michael. **Handbook on Business Process Management 2**. Berlin : Springer Berlin Heidelberg, 2010. p. 93-114.

BUNGE, Mario. **Recherche scientifique II :** la recherche de la vérité. Springer-Verlag Berlin Heidelberg, 1967.

BURLTON, Roger. **Business Process Management** : Profiting From Process. Indianapolis : Pearson Education, 2001.

BURLTON, Roger. Delivering Business Strategy Through Process Management. Dans : VOM BROCKE, J. ; ROSEMANN, M. (Eds.). **Handbook on Business Process Management 2**. Berlin : Springer Berlin Heidelberg, 2010.

BURLTON, Roger. Facteurs critiques de succès du BPM : Lessons Learned from Successful BPM Organizations. **Tendances BP - Facteurs critiques de succès du BPM**. Oct. 2011. Disponível em : https://www.bptrends.com/publicationfiles/10-04-2011-ART-BPM%20Critical%20Success%20Factors-Burlton.pdf. Acesso em : 14 de novembro de 2018.

CAPOTE, Gart, **Guia para Formação de Analistas de Processos** - BPM. Rio de Janeiro : Gart Capote, 2011. Volume I, p. 328.

Efficacité, efficience et effectivité dans la gestion publique. Dans : ENCONTRO DA ASSOCIAÇÃO NACIONAL DE PÓS-GRADUAÇÃO E PESQUISA EM ADMINISTRAÇÃO, 30, 2006, Salvador. **Annales...** Salvador, BA : EnANPAD, 2006.

CASTRO, Domingos Poubel de. **Audit, comptabilité et contrôle interne dans le secteur public**. 6. ed. São Paulo : Atlas, 2015.

CEPE/UFRGS - Conseil pour l'enseignement, la recherche et la vulgarisation de l'Université fédérale de Rio Grande do Sul. **Résolution n° 01/2009** - Approbation des normes supplémentaires pour les activités d'enseignement dans l'extension universitaire. Porto Alegre : UFRGS, 2009. Disponible à l'adresse suivante : http://www.ufrgs.br/cepe/legislacao/resolucoes-normativas/resolucao-no-01-2009-camext/view. Consulté le : 19 juin 2020.

CLEMEN, Robert Taylor. **Prendre des décisions difficiles**. Duxbury : Press-Wadsworth, 1991.

CHAVES, Renato Santos. **Audit et contrôle dans le secteur public** - Renforcement des contrôles internes - avec la jurisprudence de l'UCT. 2e édition, Curitiba : Juruá, 2011.
CONFORTI, Raffaele ; DUMAS, Marlon ; GARCÍA-BANUELOS, Luciano ; LA ROSA, Marcello. BPMN Miner : Découverte automatisée de modèles de processus BPMN à structure hiérarchique. **Systèmes d'information**, v. 56, p. 284-303, 2016.

COOPER, Robert Gravlin ; EDGETT, Scott John ; KLEINSCHMIDT, Elko J. New product management : practices and performance. **Journal of Product Innovation Management**, v. 16, p. 333, 1999.

COOPER, Robert Gravlin ; EDGETT, Scott John ; KLEINSCHMIDT, Elko J. Portfolio Management for New Product Development. **R&D Management, v.** 31, n. 4, p. 361-380, 2001.

COUTINHO, Virgínio Ferreira ; CAMPOS, Maria Teresa. Oliva Silveira. **Brasil Século XXI :** a construção de um Estado eficaz. Brasília : ENAP, 2001.

DAMIJ, Nadja ; DAMIJ, Talib ; GRAD, Janez ; JELENC, Franc. Une méthodologie pour l'amélioration des processus d'affaires et le développement des SI. **Information and Software Technology**, v. 50, n. 11, p. 1127-1141, 2008.

DAVIDSON, Mike ; HOLT, Richard. Failure points : where BPM projects tend to faltere. **Business PerformanceManagement**, déc. 2008. Disponível em : http://bpmmag.net/mag/failure_bpm_projects_1201/. Consulté le 20 décembre 2019.

DAVIS, Fred D. Perceived usefulness, perceived ease of use, and user acceptance of information technology. **MIS Quarterly**, p. 319-340, set. 1989.

DE BOER, Fernanda Gobbi. **Modelo de Estruturação de Serviços de um Escritório de Processos Aderente ao Grau de Maturidade em Gestão de Processos**. Thèse (Master en ingénierie de la production) - École d'ingénierie, Université fédérale de Rio Grande do Sul, Porto Alegre, 2014. Disponible à l'adresse suivante : http://hdl.handle.net/10183/109153. Consulté le : 10 janvier 2020.

DE SORDI, José Osvaldo. Le **management par les processus** : une approche de l'administration moderne. 3.ed. rev. e atual. São Paulo : Saraiva, 2012

DEMO, Pedro. **Éduquer par la recherche**. 6. ed. Campinas, SP : Autores Associados, 2003.

DESLAURIERS Jean-Pierre. **Recherche qualitative**: guide pratique. Québec (Ca): McGrawHill, 1991.

DETORO, Irving ; McCABE, Thomas. How to stay flexible and elude fads. **Quality Progress**, v. 30, n.3, p. 55-60, 1997.

DICKINSON, Michael W. ; THORNTON, Anna C. ; GRAVES, Stephen C. Technology portfolio management : optimizing interdependent projects over multiple time periods. **IEEE Transactions on Engineering Management**, v. 48, n. 4, p. 518-527, 2001.

DIJKMAN, Remco ; VANDERFEESTEN, Irene ; REIJERS, Hajo A. The road to a business process architecture : an overview of approaches and their use. **BETA Working Paper Series**, WP 350, NUR 982, Université de technologie d'Eindhoven, Eindhoven, juillet 2011. Disponible sur http://alexandria.tue.nl/openaccess/Metis255284.pdf.

DRĂGAN, Mihaela ; IVANA, Diana ; ARBA, Raluca, Business Process Modeling in Higher Education Institutions. Développer un cadre pour la gestion de la qualité totale au niveau institutionnel. **Procedia Economics and Finance**, v. 16, p. 95-103, 2014.

DRESCH, Aline ; LACERDA, Daniel Pacheco ; MIGUEL, Paulo Augusto Cauchick. Une analyse distinctive de l'étude de cas, de la recherche-action et de la recherche en sciences du design. **Revista Brasileira de Gestão de Negócios**, São Paulo, v. 17, n. 56, p. 1116-1133, jun. 2015. Disponible à l'adresse suivante : https://doi.org/10.7819/rbgn.v17i56.2069. Accédé le 12 décembre 2019.

DRESCH, Aline ; LACERDA, Daniel Pacheco ; ANTUNES Junior, José Antônio Valle. **Recherche en sciences du design** : méthode de recherche pour l'avancement des sciences et des technologies. Porto Alegre : Bookman, 2020.

DUMAS, Marlon ; LA ROSA, Marcello ; MENDLING, Jan ; REIJERS Hajo. **Fondamentaux de la gestion des processus d'affaires**. Berlin : Springer Berlin Heidelberg, 2013.

DUMAS, M. ; LA ROSA, M. ; MENDLING, J. ; REIJERS, H.A. Identification des processus. Dans : DUMAS, M. ; LA ROSA, M. ; MENDLING, J. ; REIJERS, H.A. Fundamentals of Business Process Management. Berlin : Springer, 2013.

FILHO, Marum Simao ; GOMES, Uyara Regia Pereira ; PINHEIRO, Placido Rogerio. La priorisation du portefeuille de projets assistée par l'analyse de décision verbale. In : CONFÉRENCE IBÉRIQUE SUR LES SYSTÈMES ET TECHNOLOGIES DE L'INFORMATION, 13, 2018. **Anales**. Cáceres, Espana : CISTI, IEEE, 2018. p. 1-6.

FONSECA, João José Saraiva. **Metodologia da pesquisa científica**. Fortaleza : UEC, 2002. Apostila.

FORMAN, Ernest. H. ; SELLY, Mary Ann. **Décision par objectifs** : Comment convaincre les autres que vous avez raison. River Edge, NJ : World Scientific, 2001.

GARBER, Marcos Fernando. **Structures flottantes pour l'exploration des champs pétrolifères offshore (FPSO)** : aide à la décision dans la sélection des systèmes. 2002. Dissertação (Mestrado em Engenharia Naval) - Escola Politécnica, Universidade de São Paulo, São Paulo, 2002. Disponible à l'adresse suivante : https://teses.usp.br/teses/disponiveis/3/3135/tde-31052003-180222/pt-br.php. Consulté le : 28 juin 2020.

GARVIN, David A. ; ROBERTO, Michael A. What you don't know about making decisions. **Harvard Business Review**, v. 79, n. 8, p. 108-116, 2001.

GERSCH, Martin ; HEWING, Michael ; SCHOLER, Bernd. Business Process Blueprinting - une vue améliorée sur la performance des processus. **Business Process Management Journal**, v. 17, n. 5, p. 732-747, 2011.

GIL, Antônio Carlos. **Comment élaborer des projets de recherche**. 4e édition, São Paulo, Atlas, 2007.

GILL T.G., HEVNER A.R. (2011) A Fitness-Utility Model for Design Science Research. In : Jain H., Sinha A.P., Vitharana P. (eds) **Service-Oriented Perspectives in Design Science Research**. DESRIST, 2011. Lecture Notes in Computer Science, vol 6629. Springer, Berlin, Heidelberg.

GOLDENBERG, Mirian. **A arte de pesquisar**. Rio de Janeiro : Record, 1997.

GOUVERNEMENT DE L'ÉTAT DE RIO GRANDE DO SUL. **Profil socio-économique COREDE Litoral**. Porto Alegre : CORAG, 2015. Disponible sur le site : https://planejamento.rs.gov.br/upload/arquivos/201512/15134132-20151117102724perfis-regionais-2015-litoral.pdf. Consulté le : 14 mai 2020.

GUETAT, Sana Bent Aboulkacem ; DAKHLI, Salem Ben Dhaou. Lier les espaces du problème et de la solution dans le cas des systèmes d'information urbanisés : Un cadre pour l'architecture des processus organisationnels. **Procedia Technology**, v. 16, p. 780 - 792, 2014.

HAMMER, Michael ; CHAMPY, James. **Reengenharia** : o caminho para a mudança. 29. ed. Rio de Janeiro : Campus, 1995.

HAMMER, Michael. L'audit de processus. **Harvard Business Review**, abr. 2007.

HAMMER, M. Qu'est-ce que la gestion des processus d'affaires ? Dans : BROCKE, J. von ; ROSEMANN, M. **Handbook on Business Management 1**, International Handbooks on Information Systems. 2.ed. Springer-Verlang : Berlin Heidelberg, 2015. p. 3-16.

HAMMOND, John S. ; KEENEY, Ralph L. ; RAIFFA, Howard. Les pièges cachés de la prise de décision. **Harvard Business Review**, v. 76, n. 5, p. 47-58, 1998.

HARMON, Paul. **Business Process Change** : A Guide for Business Managers and BPM and Six Sigma Professionals. Morgan Kaufmann, 2007.

HARMON, Paul. La portée et l'évolution de la gestion des processus d'affaires. Dans : BROCKE, J. von ; ROSEMANN, M. **Handbook on Business Process Management 1** : Introduction, Methods, and Information Systems. Berlin, Heidelberg : Springer, 2010. v. 1, p. 37-81.

HARRINGTON, H. James. **Aperfeiçoando processos empresariais**. São Paulo, SP : McGraw-Hill Inc. et Makron Books do Brasil, 1993.

HELLSTROM, Andreas ; ERIKSSON, Henrik, Are you viewing, mapping or managing your processes ? **The TQM Journal**, v. 20, n. 2, p. 166-174, 2008.

HEVNER, Alan R. ; MARCH, Salvatore T. ; JINSOO, Park ; RAM, Sudha. Design science in Information Systems Research. **MIS Quarterly**, v. 28, n. 1, p. 75-105, mars 2004.

JÃRVINEN, Pertti. La recherche-action est similaire à la science du design. **Quality & Quantity, v. 41** ; p.37-54, 2007.

JESTON, John ; NELIS, Johan. **Business process management, practical guidelines to successful implémentations**. 2e édition, Oxford : Elsevier, 2008.

JESUS, Igor Rosa Dias de ; COSTA, Helder Gomes. A Nova Gestão Pública como inutora das atividades de Engenharia de Produção nos órgãos públicos. **Production**, São Paulo, v. 24, n. 4, p. 887-897, déc. 2014. Disponível em : https://doi.org/10.1590/S0103-65132013005000063. Consulté le : 12 mars 2020.

JOHANSSON, Henry J. ; McHUGH, Patrick ; PEDLEBURY, A. John ; WHELLER III, William A. **Business Processes**. Coopers et Lybrand. Editora Pioneira, São Paulo, SP, 1995.

KARAHAN, Mehmet, METE, Mehmet. Examen des pratiques de gestion de la qualité totale dans l'enseignement supérieur dans le contexte de la suffisance de la qualité. **Procedia - Sciences sociales et comportementales**, vol. 109, p. 1292-1297, 2014.

KAUFMANN, Arnold. **A ciência da tomada de decisão**. Traduction : Francisco José de Albuquerque Souza. Rio de Janeiro : Zahar, 1975.

KOCH, Giovani Valar. La **gestion des processus d'affaires (BPM) dans les institutions fédérales d'enseignement supérieur**. Dissertation soumise au programme de maîtrise professionnelle en ingénierie de la production de l'Université fédérale de Rio Grande do Sul - UFRGS. Porto Alegre, 2016. Disponible à l'adresse suivante : http://hdl.handle.net/10183/165283. Consulté le : 22 novembre 2018.

KOLIADIS, George, GHOSE, Aditya K., PADMANABHUNI, Srinivas, Towards an Enterprise Business Process Architecture Standard. **IEEE Congress on Services**, p. 239-246, 2008.

KOTLER, Philip. **Administration du marketing**. São Paulo : Atlas, 1975.

KOTLER, Philip ; ARMSTRONG, Gary. **Les principes du marketing**. Rio de Janeiro : Prentice-Hall do Brasil, 1993.

KUECHLER, William ; VAISHNAVI, Vijay. L'émergence de la recherche en design dans les systèmes d'information en Amérique du Nord. **Journal of Design Research**, Vol. 7, No. 1, 2008.

LACERDA, Daniel Pacheco ; DRESCH, Aline ; PROENÇA, Adriano ; ANTUNES JÚNIOR, José Antônio Valle. Design Science Research : méthode de recherche pour l'ingénierie de production. **Gest. Prod.** São Carlos, v. 20, n. 4, p. 741-761, 2013. Disponible à l'adresse : http://www.scielo.br/scielo.php?script=sci_arttext&pid=S0104-530X2013000400001&lng=fr&nrm=iso. Consulté le : 07 février 2020.

LAKATOS, Eva Maria ; MARCONI, Marina de Andrade. **Fundamentos de Metodologia Científica**. 5. ed. São Paulo : Atlas, 2003.

LAURINDO, Fernando José Barbin ; MORITA, Hideyuki ; SHIMIZU, Tamio. Le **processus de** prise de décision dans les organisations : un problème complexe. Anais. São Paulo : FGV/POI, 2001.

LÉLIS, Débora Lage Martins ; PINHEIRO, Laura Edith Taboada. Perception des auditeurs et des personnes auditées sur les pratiques d'audit interne dans une entreprise du secteur de l'énergie. **Revista Contabilidade & Finanças, v. 23,** n. 60, p. 212-222, 2012. Disponível em : http://dx.doi.org/10.1590/S1519-70772012000300006. Consulté le : 10 et mai 2020.

LI, Chak Man ; HU, Pili ; LAU, Wing Cheong. **AuthPaper : Protection des documents et des justificatifs d'identité sur papier à l'aide de codes à barres 2D authentifiés.** Présenté au Symposium sur la sécurité des systèmes de communication et d'information, IEEE ICC, p. 7400-7406, 2015.

LOBATO, David M. **Administração Estratégica.** Rio de Janeiro. Editoração Ed Ltda, 2000.

MACKAY, David ; BITITCI, Umit ; MAGUIRE, Catherine ; ATES, Aylin. Offrir une performance durable grâce à une approche structurée de la gestion des processus d'affaires. **Measuring Business Excellence,** v. 12, n. 4, p. 22-37, 2008. Disponible sur : https://doi.org/10.1108/13683040810919944. Acesso em : 02 de dezembro de 2018.

MACROPLAN. **A nova gestão pública : fundamentos e perspectivas.** São Paulo : 2005.

MANSON, N. J. **La recherche opérationnelle est-elle vraiment une recherche ?** ORION. Volume 22 (2), p. 55-180, 2006.

MARCH, Salvatore T. ; SMITH, Gerald F. Design and natural science research in Information Technology. **Decision Suport Systems,** v. 15, p. 251-266, 1995.

MARINI, Caio ; MARTINS, Humberto Falcão. **Melhorando a Gestão Pública.** Brasília : Ministère de la planification, du budget et de la gestion, Programme d'appui à la modernisation de la gestion et de la planification des États et du district fédéral - PNAGE, 2002.

MARKOWITZ, Harry. Portfólio Selection. **The Journal of Finance,** v. 7, n. 1, p. 77-91, 1952.

MATIAS PEREIRA, José. **Manuel de gestion publique contemporaine.** São Paulo : Atlas, 2007.

MEC - Ministère de l'éducation. **Ordonnance MEC n. 475/1987** - Expede Expede Normas Complementares para a execução do Decreto n° 94.664, de 23 de julho de 1987. 26 août 1987. Disponible à l'adresse suivante : http://www.portaldap.ufrn.br/arq/carta/ANEXOS/21.pdf. Consulté le : 02 Nov. 2020.

MEYER Andreas ; PUFAHL Luise, FAHLAND, Dirk, WESKE Mathias. Modeling and Enacting Complex Data Dependencies in Business Processes. Dans : DANIEL, F. ; WANG, J. ; WEBER, B. **Business Process Management.** Lecture Notes in Computer Science, vol 8094. Springer, Berlin, Heidelberg, 2013.

MEYER Andreas ; et al. Business process management : 11th international conference, bpm 2013, beijing, china, august 26-30, 2013. proceedings. In : Berlin, Heidelberg : Springer Berlin Heidelberg, 2013. cap. **Modélisation et mise en œuvre des dépendances de données complexes dans les processus métier,** p. 171-186.

MIGUEL, Luciana Lamkowski. **Proposition d'une méthodologie pour la mise en œuvre du BPM à l'Université fédérale de Pernambuco (UFPE).** Dissertation présentée au programme d'études supérieures en ingénierie de la production de l'Université fédérale de Pernambuco - UFPE, Recife, 2015. Disponible sur : https://repositorio.ufpe.br/handle/123456789/17464. Consulté le : 15 de

March de 2019.

MINTZBERG, Henry ; QUINN, James Brian. **O processo da estratégia**. 3a ed. Porto Alegre : Bookman, 2001.

MOLARDI, Rodrigo Mota. **Identification et analyse des facteurs critiques dans les initiatives BPM dans l'administration publique**. Examen de qualification présenté au cours de maîtrise en systèmes de gestion à l'Université fédérale de Fluminense - UFF. Niterói, 2017. Disponible sur : https://app.uff.br/riuff/handle/1/5446. Consulté le : 10 novembre 2019.

MONTEIRO, Ileana Pardal. L'hôpital : une organisation de professionnels. **Análise Psicológica**, v. 17, n. 2, p. 317-325. Lisboa, 1999. Disponible sur le site http://www.scielo.mec.pt/scielo.php?script=sci_arttext&pid=S0870-82311999000200008&lng=fr&nrm=iso. Consulté le : 14 octobre 2019.

MORITZ, Mariana Oliveira ; MORITZ, Gilberto de Oliveira ; DE MELO, Michelle Bianchini, DA SILVA, Flora Moritz da. La mise en œuvre de la planification stratégique dans les organisations complexes : le cas de l'Université d'État de Santa Catarina. **Revista Gestão Universitária na América Latina-GUAL**, vol. 5, 228-249, 2012.

MOTA, C. M. M. ; ALMEIDA, A. T. ; ALENCAR, L. H. A multiple criteria decision model for assigning priorities to activities in project management. **International Journal of Project Management**, v. 27, p. 175-181, 2009.

MÜHLEN, M. ; SHAPIRO, R. Business process analytics. Dans : vom Brocke J, Rosemann M (eds) **Handbook on business process management**, vol 2. Springer, Heidelberg, 2010.

MÜLLER, Cláudio José. **Modelo de Gestão Integrando Planejamento Estratégico, Sistemas de Avaliação de Desempenho e Gerenciamento de Processos (MEIO - Modelo de Estratégia, Indicadores e Operação)**. Thèse de doctorat en ingénierie de la production, Universidade Federal do Rio Grande do Sul - UFRGS. Programa de Pós-Graduação em Engenharia de Produção - PPGEP. Porto Alegre, 2003.

MURLICK, Juliano. **Facteurs critiques de la mise en œuvre de la méthodologie Business Process Management (BPM)** : une étude de cas dans le Sistema de Crédito Cooperativo Sicredi. Dissertation - École d'administration. Programa de Pós-Graduação em Administração, Universidade Federal do Rio Grande do Sul. Porto Alegre, 2014. Disponible à l'adresse suivante : https://www.lume.ufrgs.br/handle/10183/109015. Consulté le : 10 décembre 2019.

NIEHAVES, Bjorn, PLATTFAUT, Ralf, BECKER, Joerg. La gouvernance des processus d'affaires : une étude comparative de l'Allemagne et du Japon. **Business Process Management Journal**, v. 18, n.2, p. 347-371, 2012.

O'LEARY, Daniel E. Analyse empirique de l'évolution d'une taxonomie des meilleures pratiques. **Decision Support Systems**, v. 43(4), p. 1650-1663, 2007.

OLIVEIRA, Djalma de Pinho Rebouças. **Planejamento estratégico** : conceitos, metodologia e práticas. 29. ed.

OLIVEIRA, Andressa Luiza Bortolaso de. **Facteurs critiques de succès dans les étapes de la mise en œuvre du BPM dans les institutions fédérales d'enseignement supérieur**. Dissertation (maîtrise) Universidade Federal do Rio Grande do Sul Escola de Engenharia Programa de Pós-Graduação em Engenharia de Produção 2018. Porto Alegre, 2018. Disponible sur : http://hdl.handle.net/10183/190132. Consulté le : 02 mars 2019.

PACHECO, Regina Silvia Viotto Monteiro. Administration publique managériale : défis et opportunités pour les municipalités brésiliennes. Dans : CEPAM-Fundação Prefeito Faria Lima. (Org.). **La municipalité au XXIe siècle : scénarios et perspectives**. La municipalité au XXIe siècle : scénarios et perspectives, v., p. 39-49. São Paulo, 1999.

PACHECO, S. O. **Planejamento estratégico na gestão pública** : o caso do Governo do Estado do Rio de Janeiro. 2008. Monographie (Conclusion du cours) - Université fédérale de Juiz de Fora, Juiz de Fora, 2008.

PAGNONCELLI, Dernizo ; VASCONCELLOS FILHO, Paulo. **Planification de la réussite professionnelle**. Rio de Janeiro : Qualitymark, 1992

PAIXÃO, Tatiane Ribeiro. **L'influence des facteurs critiques de succès dans la gestion des processus d'affaires - BPM**. 2014. Dissertation (Master en systèmes de gestion à l'Université fédérale de Fluminense) - École d'ingénieurs. Niterói, 2014. Disponible à l'adresse suivante : https://app.uff.br/riuff/handle/1/11901. Consulté le : 10 mars 2020.

PALUDO, Augustinho. **Administration publique**. 3a ed. Rio de Janeiro : Elsevier, 2013.

PATTERSON, Marvin L. **Leading product innovation** : accelerating growth in a product- based business. New York : John Wiley & Sons, 1999.

PFEIFFER, Peter. La **planification stratégique municipale au Brésil** : une nouvelle approche. Brasília : ENAP, 2000.

PINA, Estelamaris da Costa. **GRESSUS : une méthodologie pour la mise en œuvre de la bpm dans les organisations publiques**. Dissertation (Master en informatique) - Université fédérale de Sergipe, São Cristóvão, 2013.

PINHO, Bruno, CAPELLI, Claudia ; BAIÃO, Fernanda, SANTORO, Flavia, PAIM, Rafael, NUNES, Vanessa. **Estruturação de Escritório de Processos**. Rapports techniques de la DIA/UNIRIO, n° 0001/200, déc/2008.

PRITCHARD, Jean-Philip ; ARMISTEAD, Colin. Business process management - lessons from European business. **Business Process Management Journal**, v. 5, n. 1, p. 10 - 35, 1999.

QUEIROZ, Danielle Teixeira et al. Participant observation in qualitative research : concepts and applications in health care. **Rev. Enferm.** v. 15, n. 2, p. 276-283, UERJ. Rio de Janeiro, 2007.

RAHMADI, Ridho ; GROOT, Perry ; HEINS, Marianne ; KNOOPC, Hans ; HESKESB, Tom ; Le consortium OPTMISTIC. Causalité sur des données transversales : recherche de spécifications stables dans la modélisation par équations structurelles sous contraintes. **Applied Soft Computing**, v. 52, p. 687-698, 2017.

RODRIGUES, Rubens Carlos. Méthodes adoptées dans l'administration publique pour élaborer des matrices de risques. **Journal de l'audit, de la gouvernance et de la comptabilité - RAGC**, v.7, n.30, p.96-112, 2019.

ROESCH, Sylvia Maria Azevedo. **Projetos de estágio e de pesquisa em administração** : guias para estágios, trabalhos de conclusão, dissertações e estudo de casos. 2. ed.

ROHLOFF, Michael. Progrès dans la mise en œuvre de la gestion des processus d'affaires sur la base d'une évaluation de la maturité et de l'échange des meilleures pratiques. **Inf. Syst. E-Bus Manage**, v.9, p. 383-403. Springer : Verlang, 2010

RUMMLER, Geary A. ; BRACHE, Alan P. **Améliorer les performances**. San Francisco : Jossey-Bass, 1990.

RUMMLER, Geary A. ; BRACHE, Alan P. **Melhores desempenhos das empresas**. Makron Books do Brasil Editora Ltda, São Paulo, SP, 1994.

SAATY, Thomas L. **Método de análise hierárquica**. São Paulo : Madron Books, 1991.

SAMSON, Danny. **Managerial Decision Analysis**. McGraw-Hill Inc, 1988.

SANTANA, Edilson Hélio. Intégration entre la planification stratégique organisationnelle et la planification stratégique des technologies de l'information. Dans : **7a SEMEAD**. Anaïs. São Paulo : USP, 2005.

SANTOS, Hígor Ricardo Monteiro. **Facteurs critiques de succès des initiatives BPM dans le secteur public**. Mémoire de maîtrise (informatique) de l'Université fédérale de Pernambuco - UFPE. Recife, 2012.

SANTOS, Sarah de Oliveira Silva dos. **Proposição de um Escritório de Processos em uma Instituição de Ensino Superior**. 2014. Mémoire (Master en administration organisationnelle) - Faculté d'économie, d'administration et de comptabilité de Ribeirão Preto, Université de São Paulo, Ribeirão Preto, 2014. Disponible à l'adresse suivante : https://teses.usp.br/teses/disponiveis/96/96132/tde-08102014-101552/pt-br.php. Consulté le : 20 mars 2020.

SCHEER, A. ; BRABÄNDER, E., The Process of Business Process Management, in : vom Brocke, J., Rosemann, M. (Eds.), Handbook on Business Process Management 2. Springer Berlin Heidelberg, Berlin, p. 239-265, 2010.

SCHEIN, Edgar H ; SCHEIN, Peter A. **Organizational culture and leadership**. 2. ed. San Francisco : Jossey-Bass, 1992.

SHENHAR, Aaron J. '**Systems engineering management** : the multi-disciplinary discipline' in Sage, A.P. and Rouse, W.B., 1999.

SILVA, Edna Lucia da ; MENEZES, Estera Muszkat. **Metodologia da Pesquisa e Elaboração de Dissertação. 3ème édition révisée et mise à jour**. Programa de Pós-Graduação em Engenharia de Produção da Universidade Federal de Santa Catarina. Laboratoire d'apprentissage à distance. 121 pages. Florianópolis, 2001.

SILVA, Reinaldo O. da. **Teorias da Administração**. São Paulo : Pioneira Thomson Learning, 2002.
SIMON, Herbert A. **The Ford distinguished lectures (vol. 3)** : The new science of management decision. Harper & Brothers, 1960.

SIQUEIRA, J. **Le modèle de maturité des processus** : Nucleando a Qualidade. **IBQN**, Rio de Janeiro, v. 11, n. 45, p.4, jan. 2005.

SMART, P. A. ; MADDERN, Harry ; MAULL, Roger S. Understanding Business Process Management : Implications for Theory and Pratice. **British Journal of Management**, v. 20, n. 4, p. 491-507, 2009.

STEINBERG, Herbert. **Governança corporativa** : conselhos que perpetuam empresas. São Paulo : Editora Gente, 2008

TODORUT, Amalia Venera. La nécessité de la gestion de la qualité totale dans l'enseignement supérieur. **Procedia - Social and Behavioral Sciences**, vol. 83, p. 1105-1110, 2013.

TORRES, Isaac da Silva. **Application de la méthodologie BPM dans un IFES : proposition d'un modèle étendu**. Dissertation de maîtrise. Universidade Federal do Rio Grande do Sul. École d'ingénieurs. Programa de Pós-graduação em Engenharia de Produção. Porto Alegre, 2015.

TRIBUNAL DE CONTAS DA UNIÃO. Résolution de l'UTC n° 185/2005 du 13 décembre 2005. **Diário Oficial da União**, section 1, page 243, Brasília, 03 jan. 2006.

TRIVINOS, Augusto Nibaldo Silva. **Introduction à la recherche en sciences sociales** : une recherche qualitative en éducation. São Paulo : Atlas, 1987.

TRKMAN, Peter. Les facteurs critiques de succès de la gestion des processus d'affaires. **International Journal of Information Management**, v. 30, n. 2, p. 125-134, 2010.

TROSA, Sylvie. La **gestion publique par les résultats** : quand l'État s'engage. Brasília : Revan, ENAP, 2001.

TUCEK, D. ; BASL, J. **Using BPM principles to increase the efficiency of processes in higher education in the CR**. In : International Conference on Engineering Education and International Conference on Education and Educational Technologies - Proceedings [en ligne]. p. 47-50. Île de Corfou, 2011.

UFRGS - UNIVERSITÉ FÉDÉRALE DE RIO GRANDE DO SUL - CAMPUS DE LA CÔTE NORD. **Aperçu historique**. Tramandaí, [201- ?]. Disponible sur le site : https://www.ufrgs.br/campuslitoralnorte/. Consulté le : mai 2020.

UFRGS - UNIVERSITÉ FÉDÉRALE DE RIO GRANDE DO SUL. **Relatório de Gestão 2018**. Porto Alegre : Université fédérale de Rio Grande do Sul, 2018. Disponible à l'adresse suivante : http://www.ufrgs.br/ufrgs/a-ufrgs/relatorios. Consulté le : 27 mai 2020.

VAN AKEN, Joan Ernst. Recherche en gestion basée sur le paradigme des sciences du design : The Quest for Field Tested and Grounded Technological Rules. **Journal of Management Studies**, v. 41, n. 2, p. 219-246, 2004.

VAN AKEN, J. E. ; BERENDS, H. ; VAN DER BIJ, H. **Problem solving in organizations**. 2e édition, Cambridge : University Press Cambridge, 2012.

VAN DER AALST, W. M. P. Modélisation et analyse de processus. In : **Process Mining**. Berlin : Springer, 2011.

VENKATESH, Viswanath. Créer des perceptions favorables de l'utilisateur : Exploring the role of intrinsic motivation. **MIS Quarterly**. v. 23, no. 2, p. 239-260, 1999.

VINHEIROS, P. A contribuição da gestão por processos nas compras governamentais - Trabalho de conclusão de Pós-Graduação em Administração Pública, Fundação Getúlio Vargas, Rio de Janeiro, 2008.

WHITE, Stephen ; MIERS, Derek. A. **Guide de référence et de modélisation BPMN** : comprendre et utiliser BPMN. [S.l.] : Future Strategies Inc, 2008.

WINTER, Robert ; FISCHER, Rony. **Couches essentielles, artefacts et dépendances de l'architecture d'entreprise**. 10e atelier IEEE - International Enterprise Distributed Object

Computing Conference, 2006.

ZAIRI, Mohamed. La gestion des processus d'affaires : Une approche sans limites de la compétitivité moderne. **Business Process Management Journal**, v. 3 n. 1, p 64-80, 1997.

ZWICKER, Jorg ; FETTKE, Peter ; LOOS, Peter. La maturité des processus d'affaires dans les administrations publiques. Dans : BROCKE, J. vom ; ROSEMANN, M. **Handbook on Business Process Management 2**. Springer Berlin Heidelberg, Berlin, p. 369-396, 2010.

L'ANNEXE A - LES PROCESSUS DE BASE DE L'UNITÉ

Types de processus	Macroprocessus 1	Processus 2	Sous-processus/activité/tâche 3	Responsable
FINALISTIQUES	**Premier cycle universitaire**	1. Planification du cours	1. Suivi de la proposition de nouveaux cours - enseignement à distance	COMGRAD EAD
			2. Planification d'un nouveau cours	Tronc commun académique
			3. Restructuration du cours	Tronc commun académique
			4. Évaluation des plans d'enseignement des matières du cours	COMGRADs
			5. Gestion des programmes d'études	COMGRADs
			6. Définition des sujets à offrir au cours du semestre	COMGRADs
			7. Contrôle permanent de l'adéquation du projet pédagogique du cours.	NDE
			8. Etude permanente des relations entre les BICT et les terminaux	NDE
			9. Etude permanente des relations entre le BICT et la Licence de Développement Régional visant la formation appropriée des étudiants du BICT (formation générale) pour l'entrée dans la terminalité (formation spécifique)	NDE
			10. Évaluation permanente de l'adéquation du profil des diplômés	NDE
			11. Proposer des stratégies d'articulation entre l'enseignement, la recherche, la vulgarisation et la formation post-universitaire.	NDE
			12. Préparation des avis des organismes de financement	EAD Pédagogique
			13. Préparation des Avis Fondations IFES	EAD Pédagogique

Types de Processus	Macroprocessus 1	Processus 2	Sous-processus/activités/tâches 3	Responsable
		2. Sélection	14. Sélection des candidats Entrée des diplômés	COMGRADs
			15. Gérer l'offre de sujets sur une base semestrielle	Département et COMGRADs
			16. Organiser les affectations d'enseignement et les horaires des matières sur une base semestrielle.	COMGRADs
			17. Gestion de l'attribution des activités d'enseignement sur une base semestrielle.	Tronc commun académique
			18. Discipline : gestion de l'offre	Secrétariat de la biologie marine
		3. Vie académique	19. Évaluation de l'horaire	Secrétariat de la biologie marine
			20. Elaboration du plan de salle des disciplines	Secrétariat de la biologie marine
			21. Gestion de la création de classes d'enseignement à distance	NACAD/ DEPTO
			22. Orientation académique des étudiants sur les activités d'enseignement	COMGRADs
			23. Gestion de l'orientation des pôles EAD à l'admission	COMGRAD EAD

Types de Processus	Macroprocessus 1	Processus 2	Sous-processus/activités/tâches 3	Responsable
FINALISTIQUES	Premier cycle universitaire	3. Vie académique	24. Gestion des inscriptions aux cours de premier cycle - Biologie marine	Secrétariat de la biologie marine
			25. Gestion des inscriptions à des cours de premier cycle en face à face	Division des services aux étudiants
			26. EAD gestion des inscriptions des étudiants	Centre de services aux étudiants

123

			27. Gestion des inscriptions aux cours d'enseignement à distance du premier cycle universitaire	COMGRAD EAD
			28. Organisation des matières et des étudiants par groupes (pôles d'enseignement à distance)	Centre de services aux étudiants
			29. Gestion de la correction des inscriptions	Division des services aux étudiants
			30. Gérer le groupe de messagerie des étudiants	Division des services aux étudiants
			31. Demande de poste vacant aux services	Secrétariat de la biologie marine
			32. Réenrôlement des anciens combattants	Secrétariat de la biologie marine
			33. Orientation des étudiants sur l'accès au portail des étudiants	Secrétariat de la biologie marine
			34. Demande de carte IFES	Division des services aux étudiants
			3 5. soutien à l'utilisation de la plateforme Moodle	NACAD/ COMGRAD EAD
			36. Gestion de la logistique des essais - cours ODL	COMGRAD EAD
			37. Soutien technique aux cours pratiques	Centre Scientifique-Technique
			38. Accueil des visiteurs dans le laboratoire - public interne et externe	Centre Scientifique-Technique
			39. Gestion des sorties sur le terrain	COMGRAD
			40. Assistance dans les demandes liées aux Activités Complémentaires (EAD)	Centre de services aux étudiants
			41. Gestion des activités complémentaires des cours d'enseignement à distance	COMGRAD EAD
			42. Registre des heures complémentaires	Division des services aux étudiants
			43. Gestion des crédits auxiliaires	Secrétariat de la biologie marine

Types de Processus	Macroprocessus	Processus	Sous-processus/activité/tâche	Responsable
	1	2	3	
			44. Gestion du certificat pour la demande de transport des élèves	Division des services aux étudiants
			45. Gestion des certificats de présence	Division des services aux étudiants
			46. Évaluation de l'utilisation des disciplines dans la remise des diplômes	Division des services aux étudiants
			47. Assistance dans les demandes liées aux stages (EAD)	Centre de services aux étudiants
FINALISTE	Premier cycle universitaire	3. Vie académique	48. Assistance dans les demandes liées aux certificats et à l'utilisation des études (EAD)	Centre de services aux étudiants
			49. Coordination des actions pédagogiques, de recherche et de vulgarisation	Coordination de l'EAD
			50. Supervision de l'enseignement des matières incluses dans le programme du cours respectif.	COMGRADs
			51. Orientation et orientation des étudiants pour les stages.	COMGRADs
			52. Suivi des contacts et des relations avec les hubs - EAD	Coordination de l'EAD
			53. Gestion des activités d'enseignement - stage	COMGRAD EAD
			54. Gestion des stages obligatoires	Secrétariat de la biologie marine
			55. Gestion des activités d'enseignement - Cours TCC EAD	COMGRAD EAD
			56. Gestion des activités d'enseignement - TCC I et II	Secrétariat de la biologie marine
			57. Gestion du recrutement des boursiers	Secrétariat Ceclimar/ DTI
			58. Sélection des boursiers bénévoles et rémunérés	Tronc commun académique

Types de Processus	Macroprocessus	Processus	Sous-processus/activité/tâche	Responsable
	1	2	3	
			59. Gestion des boursiers volontaires et rémunérés	CERAM
			60. Gestion des bourses d'extension, PROPLAN et PRAE	CERAM
			61. Formation des stagiaires	MUSÉE DES SCIENCES NATURELLES
			62. Suivi pédagogique	EAD Pédagogique
			63. Gestion du suivi des cours	Tronc commun académique
			64. Conseils aux professeurs pour les ajustements hors délais (changements de notes, de plans d'enseignement, etc.)	EAD Pédagogique
			65. Gestion des inscriptions et des inscriptions aux stages obligatoires	Division des services aux étudiants
			66. Gestion de l'inscription et de l'enregistrement dans le TCC (Course Completion Work)	Division des services aux étudiants
			67. Évaluation des retraits	COMGRAD EAD
			68. Gestion du retrait des postes vacants	Division des services aux étudiants
			69. Gestion de l'annulation justifiée de l'inscription	Division des services aux étudiants
FINALISTE	Premier cycle universitaire	4. Diplomation	70. Gestion de l'approbation et de la transmission périodique à la Direction de l'Unité de la liste des étudiants éligibles au diplôme.	COMGRADs
			71. Gestion de l'obtention de diplômes hors délais	Division des services aux étudiants
			72. Gestion de la remise des diplômes - organisme auxiliaire	Secrétariat de la biologie marine
			73. Gestion de la remise des diplômes	Office des cérémonies

126

			Responsable
		74. Gestion de la remise des diplômes	Conseiller les directions
	5. Mise hors service	75. Fichier dans la boîte des responsabilités formées	Secrétariat de la biologie marine
		76. Évaluation de la renonciation à la vacance de poste	Division des services aux étudiants
		77. Le désengagement de l'étudiant de l'ODL	Division des services aux étudiants
		78. Évaluation du désengagement	Division des services aux étudiants

TOTAL DES DIPLÔMES	PROCESSUS : 5	TOTAL : 78	
Types de Processus	**Macroprocessus**	**Processus**	**Sous-processus/activité/tâche** / **Responsable**
	1	2	3
FINALISTE	Études de troisième cycle *Stricto Sensu*	1. Planification du cours	
		2. Accréditation des professeurs	
		3. Sélection	
		4. Vie académique	1. Soutien technique aux cours pratiques — Centre technique et scientifique
		5. Sandwich	
		6. Sac	
		7. Licences	
		8. Défense	
		9. Diplomation	2. Contrôler la disponibilité de la documentation pour la signature de la direction de l'unité. — Conseiller les directions

		10. Arrêt	
TOTAL POST STRICTO	**PROCESSUS : 2**	**TOTAL : 2**	
Post-graduation *Lato Sensu*	1. planification des cours	1. Gestion de la préparation des appels d'offres pour les agences de financement	EAD Pédagogique
		2. Gestion de la préparation des Avis Fondations IFES	EAD Pédagogique
	2. Approbation du cours		
	3. Sélection	3. Évaluation et sélection des candidats	Coordination des cours_Spécialisation de base académique
		4. Évaluation et sélection des boursiers (tuteurs, enseignants et coordinateurs)	EAD Pédagogique
	4. Vie académique	5. Gestion des inscriptions aux cours de premier cycle universitaire	Division des services aux étudiants
		6. Organisation et comptage des preuves	NACAD
		7. Gestion de la fabrication des cartes IFES	Spécialisation académique de base
		8. Gestion de la communication avec les centres d'enseignement à distance	Spécialisation académique de base
		9. Gestion de la communication avec les tuteurs	Spécialisation académique de base
		10. Évaluation du travail de fin de cours	CERAM
	5) Diplomation		
	6. Décollement des liens		
TOTAL POST LATO	**PROCESSUS : 3**	**TOTAL : 10**	

Types de processus	Macroprocessus 1	Processus 2	Sous-processus/activité/tâche 3	Responsable
FINALISTE	Recherche et innovation	1. Définition des groupes et des axes de recherche	1. Création de groupes de recherche	COMPESQ
			2. Réception du projet	COMPESQ
		2. Élaboration/soumission du projet	3. Réception du projet	COMPESQ
			4. Inclusion d'un projet de recherche dans le système	COMPESQ
		3. Approbation	5. Analyse du projet de recherche	COMPESQ
			6. Réception ou remise de l'avis	COMPESQ
		4. Financement	7. Conseil du campus : insertion de l'approbation du contrat avec la Fondation dans le procès-verbal et inclusion dans le processus respectif.	Conseiller les directions
		5. Mise en œuvre	8. Chercheur	COMPESQ
			9. Soutien technique pour l'utilisation des laboratoires dans les projets de recherche	Centre technique et scientifique
		6. Diffusion des résultats	10. Chercheur	COMPESQ
		7. Rendu des comptes	11. Chercheur	COMPESQ
		8. Avis de soutien à la recherche	12. IFES ou agences de développement	COMPESQ
		9. Initiation scientifique et technologique	13. Chercheur	COMPESQ
			14. Sélection des projets	Incubateur d'unités
			15. Gestion de la sensibilisation (Germinating Ideas)	Incubateur d'unités

129

Types de Processus	Macroprocessus	Processus	Sous-processus/activité/tâche	Responsable
			16. Évaluation de la préincubation	Incubateur d'unités
			17. Évaluation de l'incubation	Incubateur d'unités
			18. Évaluation de la RD&I (recherche, développement et innovation)	Incubateur d'unités
		10. Protection de la propriété intellectuelle		
		11. Transfert de technologie		
	TOTAL LA RECHERCHE ET	PROCESSUS : 9	TOTAL : 18	
	1	**2**	**3**	
FINALISTIQUES	Extension	1. Financement	1. Gestion des édits internes et externes à l'UFRGS	COMEX
			2. Gestion du contrat avec la Fondation dans les minutes et inclusion dans le processus respectif.	Conseil d'unité
		2. Elaboration / Soumission de l'action d'extension (programme ou projet)	3. Vulgarisateur	COMEX
			4. Gestion de la préparation et de la soumission des actions d'extension à PROREXT.	CERAM
		3. Approbation	5. Arbitre	COMEX
		4. Mise en œuvre	6. Vulgarisateur	COMEX
			7. Développement des activités proposées dans les projets.	CERAM
			8. Service à la communauté qui contacte des animaux débilités référant ceclimar.	CERAM

		9. Soins des animaux référés.	CERAM
		10. Cours de formation à la gestion des animaux sauvages.	CERAM
		11. Soutien technique dans les projets de vulgarisation pour l'utilisation des laboratoires	Centre technique et scientifique
		12. Gestion de la promotion de l'événement Open Doors	Conseiller les directions
		13. Gestion de la promotion de l'événement "Campus ouvert	Conseiller les directions
		14. Gestion de la promotion de la participation aux foires et événements	Conseiller les directions
	5. Publication des résultats	15. Responsabilité de l'extensionniste	COMEX
	6. Rendu des comptes	16. Responsabilité de l'extensionniste	COMEX
	7. Approbation des résultats	17. Approbation par le supérieur immédiat et le COMEX	MUSÉE DES SCIENCES NATURELLES
		18. Responsabilité de l'arbitre, sur la base du rapport final du projet envoyé par le vulgarisateur.	COMEX
TOTAL EXTENSION	PROCESSUS : 7	TOTAL : 18	

131

L'ANNEXE B - LE MACRO PROCESSUS D'APPUI DE L'OPTION DE L'UNITÉ

Types de Processus	Macroprocessus 1	Processus 2	Sous-processus/activités/tâches 3	Responsable
SUPPORT	Gestion financière et budgétaire	1. Planification budgétaire et financière		
		2. Mouvements budgétaires	1. Gestion du quota budgétaire mensuel pour les produits et services	Nucléus financier
			2. Transfert budgétaire au sein de l'unité	Nucléus financier**
			3. Répartition des quotas budgétaires	PROPLAN (NFI)
		3. Répartition budgétaire		
		4. Engagement	4. Gestion des procédures préalables à la préparation d'un bon de commande	Centre de services aux étudiants**
			5. Préparation de la note d'engagement	Centre de services aux étudiants**
			6. Gestion des procédures post-engagement	Centre de services aux étudiants**
			7. Remboursement au serveur	Centre de services aux étudiants**
			9. Utilisation des procès-verbaux des services	Université Préfecture
		5. Règlement	10. Ouverture du processus SEI pour le paiement	Nucléus financier
			11. Vérification du droit acquis du créancier	Nucléus financier
		6. Paiement	13. Gestion du paiement des services	Préfecture universitaire/ SUINFRA

Postes de processus				Responsable
		7. Élaboration Bilan		
		8. Préparation des balances de vérification		
GESTION FINANCIÈRE ET BUDGÉTAIRE TOTALE		PROCESSUS : 6	TOTAL : 13	
macro-processus	Processus	Sous-processus/activité/tâche		Responsable
1	2	3		
APOK	Gestion des Technologies de l'information	1. Planification de IT	1. Planification des ressources informatiques	DTI
			2. Planification annuelle des activités	DTI
			3. Planification des achats	Unité de secrétariat/ DTI
			4. Évaluation de la relation d'actif	Unité de secrétariat/ DTI
		2. Gestion de l'infrastructure du réseau	5. Évaluation du projet et installation du réseau	Centre de traitement des données (DTI)
			6. Gestion et planification du réseau	Unité de secrétariat/ DTI
			7. Maintenance du réseau	Unité de secrétariat/ DTI
			8. Surveillance des infrastructures de réseau	DTI
			9. Entretien préventif	DTI
			10. Maintenance prédictive	DTI
			11. Maintenance corrective	DTI
			12. Diagnostic et résolution des incidents	DTI
			13. Gestion du catalogue informatique	Organisme auxiliaire secrétaire/ DTI

		DTI
	14. Émission de rapports	DTI
	15. Supervision des contrats	Organisme auxiliaire du secrétariat/ DTI
	16. Support technique informatique	DTI
3. Gestion des services TIC	17. Suivi des services TIC	DTI
	18. Administration de la CLN Limesurvey	DTI
	19. Administration d'Active Directory	DTI
	20. Entretien des équipements	Organisme auxiliaire du secrétariat / DTI
	21. Développement de nouveaux systèmes	DTI
	22. Administration du système	DTI
	23. Répondre aux appels internes et externes relatifs au catalogue ti	Organisme auxiliaire du secrétariat / DTI
4. Systèmes d'information	24. Surveillance en temps réel des équipements du réseau	Organisme auxiliaire du secrétariat / DTI
	25. Gestion du contrôle des utilisateurs	Organisme auxiliaire du secrétariat / DTI
	26. Gestion des journaux de la station	Organisme auxiliaire du secrétariat / DTI
	27. Gestion des services d'annuaire	Organisme auxiliaire du secrétariat / DTI
	28. Gestion des outils d'administration du réseau	Organisme auxiliaire du secrétariat / DTI
	29. Rédaction et mise à jour des politiques informatiques	DTI
5. Sécurité de l'information	30. Divulgation d'informations	DTI
	31. Maintenance des ordinateurs publics	Organisme auxiliaire du secrétariat / DTI

Types de Processus	Macroprocessus 1	Processus 2	Sous-processus/activité/tâche 3	Responsable
SUPPORT	Gestion du personnel	1. Planification du personnel (diagnostic)	1. Gestion du personnel du plan muséologique	MUSÉE DES SCIENCES NATURELLES
		2. Recrutement et sélection	2. Processus de sélection pour l'enseignant suppléant	Tronc commun académique
			3. Gestion des concours de la faculté	Gestion du personnel
			4. Gestion du concours technico-administratif	Gestion du personnel
			5. Évaluation de l'entretien et analyse du CV	CERAM
			6. Recrutement d'étudiants stagiaires	MUSÉE DES SCIENCES NATURELLES
		3. Entrée	7. Gestion du processus de sélection du corps enseignant	Gestion du personnel
			8. Gestion de l'admission à la faculté (concours public)	Gestion du personnel
			9. Gestion de l'Admission Technique-Administrative (Concours public)	Gestion du personnel
		4. Mobilités externes	10. Gestion de la redistribution	Gestion du personnel
			11. Gestion de la collaboration technique	Gestion du personnel
		5. Rémunération et avantages	12. Gestion des indemnités journalières et des billets d'avion	Gestion du personnel
			13. Gestion des fréquences	PROGESP
		6. Développement du personnel	14. Gestion du renforcement des capacités	Gestion du personnel
			15. Gestion des activités d'intégration	Gestion du personnel
			16. Évaluation de la révocation des fonctionnaires	Conseiller les directions
		7. Évaluation et suivi	17. Évaluation de la progression du corps enseignant	Conseiller les directions
			18. Évaluation de la progression fonctionnelle de la faculté	Gestion du personnel
			19. Gestion du stage probatoire des enseignants	Gestion du personnel
			20. Gestion du stage probatoire des enseignants	Conseiller les directions

	Sous-processus/activité/tâche	Responsable
	21. Gestion des activités d'intégration	Gestion du personnel
8. Soins et promotion de la santé	22. Cartographie et diffusion des services de santé mentale offerts dans les municipalités proches du Campus côtier	Équipe infirmière/Centre de gestion du personnel
	23. Réaliser des activités de prévention	Équipe infirmière/Centre de gestion du personnel
	24. Réalisation d'activités de promotion de la santé	Équipe infirmière/Centre de gestion du personnel
	25. Réception de demandes spontanées	Équipe infirmière/Centre de gestion du personnel
	26. Absences pour traitement médical	Gestion du personnel
	27. Absences pour traitement médical	Université Préfecture
	28. Absences pour rendez-vous et examens	Université Préfecture
	29. Absences pour rendez-vous et examens	Gestion du personnel
	30. Gestion des performances	Secrétariat organe auxiliaire
9. Gestion de la Commission	31. Évaluation de la fréquence	Secrétariat organe auxiliaire
	32. Déménagement interne	Gestion du personnel
	33. Déménagement	Gestion du personnel
10. Arrêt	34. Démontage (départ du serveur de l'unité)	Gestion du personnel
	35. Evaluation de la redistribution (départ du serveur vers une autre institution)	Gestion du personnel
GESTION TOTALE DU PERSONNEL	**PROCESSUS : 10**	**TOTAL : 35**

Types de Processus	Macroprocessus	Processus	Sous-processus/activité/tâche	Responsable
	1	2	3	
SUPPORT	Communication		1. Gestion du matériel de communication visuelle	Conseiller les directions

	1. Gestion de l'identité visuelle	2. Maintenance des fichiers d'identité visuelle	Conseiller les directions
		3. Planifier et participer aux stratégies de diffusion du cours.	COMGRADs
		4. Préparation du Comunica CLN	Conseiller les directions
		5. Élaboration de la lettre d'information de l'ANA	Unité d'évaluation (NAU)
		6. Préparation du bulletin sur les nouveautés de la collection bibiliographique	Bibliothèque de l'unité
		7. Préparation des actualités pour le site web et les réseaux et médias sociaux	MUSÉE DES SCIENCES NATURELLES
	2. Préparation de l'actualité	8. Préparation des nouvelles pour la diffusion / les affaires de l'unité	Conseiller les directions
		9. Préparation de rapports sur la santé	Équipe de soins infirmiers / Centre pour la gestion des personnes
		10. Inscription à l'événement	Conseiller les directions
		11. Gestion de la programmation des événements internes	Conseiller les directions
		12. Insertion d'informations sur le MUSÉE DES SCIENCES NATURELLES sur le site web	MUSÉE DES SCIENCES NATURELLES
		13. Activités liées au secteur de la réhabilitation des animaux	CERAM
		14. Diffusion sur la radio universitaire	Conseiller les directions
		15. Publicité sur les stations de radio régionales	Conseiller les directions
		16. Diffusion sur IFES TV	Conseiller les directions
	3. Médias de communication	17. Diffusion sur TV régionale (Sud)	Conseiller les directions
		18. Divulgation dans le journal de l'université	Conseiller les directions
		19. Divulgation dans des journaux extérieurs à l'université	Conseiller les directions
		20. Listes de distribution par e-mail	NGPCLN
		21. Développement et mise à jour du site web du cours.	COMGRADs

			Sous-processus/activité/tâche	Responsable
			22. Gestion du site de l'unité	Conseiller les directions
			23. Gestion des sites web des cours	Coordination de l'EAD
			24. Gestion du site Internet de l'organisme auxiliaire	Secrétariat organe auxiliaire
			25. Publications sur le site web de l'organisme auxiliaire	Organisme auxiliaire du secrétariat / DTI
			26. Publication des documents et diffusion des cours sur le site web de l'unité	Conseiller les directions
			27. Maintenance du site web stricto sensu	Tronc commun académique
		4. Réseaux sociaux	28. Gestion de la page Facebook de l'organisme auxiliaire de la bibliothèque	Bibliothèque de l'organe subsidiaire
			29. Gestion de l'instagram et du facebook de l'organisme auxiliaire.	CERAM
			30. Gestion de Facebook	MUSÉE DES SCIENCES NATURELLES
			31. Gestion d'Instagram	MUSÉE DES SCIENCES NATURELLES
			32. Gestion des pages Facebook	Conseiller les directions
			33. Gestion de la page Instagram	Conseiller les directions
			34. Gestion du profil Twitter	Conseiller les directions
TOTAL COMMUNICATION	PROCESSUS : 4		TOTAL : 34	

Types de processus	Macroprocessus 1	Processus 2	Sous-processus/activité/tâche 3	Responsable
SUPPORT	Approvisionnement	1. Planification des achats	1. enquête d'information pour l'organisme auxiliaire PAAQ	FINANCIAL
			2. Collecte d'informations pour le PAAQ de l'unité	FINANCIAL
			3. Enquête d'information pour le PAAQ de la préfecture universitaire	FINANCIAL
			4. Planification de la demande de matériaux de chantier	Préfecture universitaire

				FINANCIAL
			5. Préparation de l'AQAP de la bibliothèque	
		2. Acquisition de biens et de services	6. Respect des procès-verbaux du registre interne des prix	Nucléus financier
			7. Achat via Dispensation	Secrétariat organe auxiliaire
			8. Achat par adhésion à la RP externe	Secrétariat organe auxiliaire
			9. Achat par le biais des minutes de relations publiques existantes à l'IFES	Secrétariat organe auxiliaire
			10. Gestion des acquisitions par dérogation aux procédures d'appel d'offres	MUSÉE DES SCIENCES NATURELLES
			11. Adhésion aux procès-verbaux externes à l'IFES	Nucléus financier
			12. Utilisation des procès-verbaux des marchés publics de l'IFES	Nucléus financier
			13. Remboursement des achats	Nucléus financier
		3. Réception	14. Réception des consommables	Conseiller les directions
			15. Réception de l'équipement informatique	Secrétariat/DTP Organisme auxiliaire
		4. Gestion des contrats	16. Gestion de l'entretien du contrat de climatisation de l'unité	DILOG1
			17. Gestion du contrat de maintenance des extincteurs dans l'unité	DILOG
			18. Gestion du contrat de nettoyage interne	DILOG
			19. Supervision du contrat de nettoyage interne	DILOG
			20. Gestion du contrat d'infrastructure réseau dans l'unité	DTICLN2
			21. Gestion du contrat de maintenance des équipements informatiques de l'unité	DTICLN
			22. Gestion du contrat d'acquisition de logiciels dans l'unité	DTICLN
			23. Gestion du contrat de nettoyage externe externalisé	Université Préfecture
			24. Supervision du contrat de nettoyage externe externalisé	Université Préfecture
			25. Gestion du contrat externalisé pour l'entretien des bâtiments	Université Préfecture

1DILOG - Division Logistique et Infrastructure
2 DTI - Division des technologies de
l'information

		26. Supervision du contrat d'entretien externalisé des bâtiments	Université Préfecture
27. Gestion des contrats de gestion environnementale dans l'unité			Université Préfecture
28. Supervision des contrats de gestion environnementale dans l'unité			Université Préfecture
29. Gestion des contrats de lutte contre les parasites			DILOG
30. Supervision contractuelle des travaux d'ingénierie dans l'unité			Université Préfecture
31. Gestion du contrat pour les repas transportés de l'UR.			Cafétéria de l'université
32. Supervision du contrat pour les repas transportés de l'UR.			Cafétéria de l'université
33. Gestion du contrat de l'opérateur de caisse au Royaume-Uni			Cafétéria de l'université
34. Supervision du contrat de caissier de l'EF			Cafétéria de l'université
35. Transmission de la demande d'attestation de capacité technique pour les offres			Nucléus financier
36. Gestion des services de copie, de reliure et d'impression			Division des services aux étudiants
37. Supervision des contrats d'équipement informatique			Secrétariat/DTI/organisme assistant

Types de Processus	Macroprocessus	Processus	Sous-processus/activité/tâche	Responsable
	1	2	3	
SUPPORT	Approvisionnement	5. Gestion des accords	38. Gestion des acquisitions via une fondation de soutien	MUSÉE DES SCIENCES NATURELLES
			39. Collection de billets d'entrée au MUSÉE DES SCIENCES NATURELLES	MUSÉE DES SCIENCES NATURELLES
			40. Perception de droits d'entrée au MUSÉE DES SCIENCES NATURELLES	MUSÉE DES SCIENCES NATURELLES
			41. Réception et distribution des fournitures de bureau	MUSÉE DES SCIENCES NATURELLES
			42. Gestion des ressources du projet EDUCAMPO	Nucléus financier
			43. Rendu des comptes Projet EDUCAMPO	Centre de services aux étudiants**
			44. Enquête sur les éléments requis	Tronc commun académique
			45. Budgétisation des postes	NDE

46. Gestion de la logistique	Logistique EAD
	EAD financier
47. Gestion financière	EAD financier
48. Gestion du secrétariat	NACAD/ COMGRAD EAD
	Conseiller les directions
49. Enregistrement des tuteurs et des enseignants dans le système IFES	NACAD/ DEPTO
50. Gestion des ressources via une fondation de soutien	EAD Financial Logistics
51. Opérationnalisation de l'utilisation des ressources financières	EAD financier
52. Rendre opérationnel le leasing de véhicules	EAD financier
53. Délivrance d'indemnités journalières	EAD financier
54. Remboursement des contraventions routières	EAD Financial Logistics
55. Location de véhicules	EAD Financial Logistics
56. Gestion des achats via le projet (Fondations)	Nucléus financier
57. Enregistrement des bénéficiaires de subventions Fondations	EAD Financial Logistics
58. Exclusion des bénéficiaires de subventions Fondations	EAD Financial Logistics
59. Transmission de la documentation pour l'enregistrement des boursiers de l'UAB	Gestion du personnel
60. Inscription des boursiers de l'UAB	EAD Financial Logistics
61. Gestion des salaires de l'UAB	EAD Financial Logistics
62. Exclusion des boursiers de l'UAB	EAD Financial Logistics
63. Déconnexion UAB	Division des services aux étudiants
64. Responsabilité (EAD)	Conseiller les directions

Types de Processus	Macroprocessus 1	Processus 2	Sous-processus/activité/tâche 3	Responsable
				Gestion du personnel
			65. Enregistrer les dépenses financières avec les bourses d'études EAD	Gestion du personnel
			66. Préparation des rapports semestriels EAD	EAD Financial Logistics
		6. Gestion de l'inventaire	67. Gestion du SAM (système de gestion des matériaux) dans l'unité	DILOG
			68. Gestion des demandes de matériaux de construction pour l'entretien des bâtiments de l'unité	Université Préfecture
				Université Préfecture
			69. Gestion de l'inventaire des équipements de maintenance informatique	Secrétariat/DTEAorgane auxiliaire
				Secrétariat/DTEAorgane auxiliaire
			70. Gestion de la demande de consommables dans l'unité	DILOG
			71. Demande de matériel de chantier - entrepôt de chantier	DILOG
		7. Démantèlement/élimination	72. Contrôle de l'aliénation des biens immobiliers de l'unité	DILOG
			73. Gestion de l'élimination des fonds bibliographiques de l'unité	Bibliothèque de l'organe subsidiaire
SUPPORT	Approvisionnement	8. Gestion patrimoniale	74. Gestion du mouvement interne des biens dans l'unité	DILOG
			75. Gestion des mouvements externes de biens dans l'unité	DILOG
			76. Gestion du SAP (système de gestion des actifs)	DILOG
			77. Gestion du patrimoine informatique de Ceclimar	Secrétariat/DTEAorgane auxiliaire
			78. Transfert des actifs informatiques chez Ceclimar	Secrétariat/Organe auxiliaire du DTF
			79. Prêt de matériel de laboratoire dans l'unité	Centre technique et scientifique
			80. Prêt de biens meubles (cahier, projecteur, porte-bannière - patrimoine)	Conseiller les directions

	9. Gestion de la flotte	81. Gestion des demandes de transport dans l'unité	DILOG
		82. Gestion de l'entretien des véhicules dans l'unité	DILOG
		83. Gestion de l'utilisation des véhicules dans l'unité	Préfecture universitaire
		84. Gestion de la demande de transport à Ceclimar	Secrétariat organe auxiliaire
		85. Gestion de l'entretien des véhicules à Ceclimar	Secrétariat organe auxiliaire
		86. Planification du transport des membres du corps enseignant à Ceclimar	Secrétariat de la biologie marine
		87. Demande de permis de conduire (Ceclimar)	Secrétariat organe auxiliaire
		88. Demande de véhicules pour les sorties scolaires	Département interdisciplinaire
APPROVISION NEMENT TOTAL	PROCESSUS : 9	TOTAL : 86	

Types de processus	Macroprocessus 1	Processus 2	Sous-processus/activité/tâche 3	Responsable
SUPPORT	Gestion des infrastructures	1. Gestion des travaux	1. l'exécution des travaux d'ingénierie	Hôtel de ville Litoral
		2. Entretien du mobilier et des bâtiments (y compris les ateliers)		
		3. Gestion des espaces	2. Gestion de l'utilisation de l'espace physique (salles de classe et laboratoires)	Tronc commun académique
			3. Gestion des réservations de salles de réunion	Secrétariat de la biologie marine
			4. Contrôle de la restitution des biens personnels dans l'unité	DILOG
			5. Planification du réseau et de Power Point	Secrétariat/DTI/organisme assistant
		4. Gestion de l'environnement	6. Contrôle des permis d'environnement	Université Préfecture
			7. Contrôle des déchets domestiques	Université Préfecture
		5. Conservation des bâtiments	8. Gestion des conditions physiques des espaces internes de l'unité	DILOG
			9. Demande de services spécialisés pour l'entretien des bâtiments de l'unité	Université Préfecture
		6. Sécurité des biens	10. Enregistrement des événements concernant la sécurité de l'unité - COODSEG CLN	DILOG
			11. Contrôle de l'échelle des agents de sécurité externalisés de l'unité	Coordination de la sécurité
			12. Directives pour l'enregistrement d'un BO auprès de la police civile	Coordination de la sécurité
			13. Contrôle intermittent du flux de véhicules dans l'unité	Coordination de la sécurité
			14. Vérification de la fermeture des fenêtres des espaces physiques	Coordination de la sécurité
			15. Vérification de l'arrêt des ordinateurs et des climatiseurs dans l'unité	Coordination de la sécurité
			16. Contrôle intermittent du flux de personnes dans l'unité	Coordination de la sécurité
			17. Gestion de l'accès	DILOG
			18. Examen de la fermeture de l'ensemble du bâtiment du premier cycle universitaire	Secrétariat de la biologie marine
			19. Contrôle du planning des agents de sécurité externalisés de l'unité.	Secrétariat de la biologie marine

	1. Concession de prestations	1. Gestion du restaurant universitaire	Secrétariat organe auxiliaire
Assistance aux étudiants		2. Gestion de l'indemnité de transport	Secrétariat organe auxiliaire
		3. Gestion de l'aide à l'accueil de jour	Centre de services aux étudiants
		4. Gestion de l'aide matérielle aux écoles	Centre de services aux étudiants
		5. Gestion de l'allocation logement	Centre de services aux étudiants
		6. Gestion de l'aide au traitement de la santé mentale	Centre de services aux étudiants
		7. Suivi pédagogique des bénéficiaires du PRAE	Centre de services aux étudiants
		8. Diffusion du programme d'avantages sociaux pour les étudiants de la Côte	Centre de services aux étudiants
		9. Insertion d'actions positives	Centre de services aux étudiants
		10. Subvention pour l'amélioration des prestations	Centre de services aux étudiants
	2. Gestion des EF	11. Gestion des restaurants	Cafétéria de l'université
		12. Préparation du menu	Cafétéria de l'université
		13. Service à la communauté académique sur les questions relatives à l'UR.	Cafétéria de l'université
	3. Gestion de l'utilisation des espaces destinés à l'assistance aux étudiants (maison de l'étudiant)		
TOTAL ASSISTANCE ÉTUDIANT	PROCESSUS : 2	TOTAL : 13	

Types de Processus	Macroprocessus	Processus	Sous-processus/activité/tâche	Responsable
	1	2	3	
SUPPORT		1. Acquisition d'acquis (collection)		Bibliothèque de l'unité

145

Gestion des collections	1. Gestion de la collection bibliographique	2. Indexation, catalogage, réception des collections,	Bibliothèque de l'organe subsidiaire
		3. **Enregistrement des entrées et sorties d'œuvres (rejet, élimination)**	Bibliothèque de l'organe subsidiaire
		4. Enquête bibliographique (recherche)	Bibliothèque de l'organe subsidiaire
		5. Enquête bibliographique pour la mise à jour et l'achat de livres.	Bibliothèque de l'organe subsidiaire
		6. Circulation de l'acquis	Bibliothèque de l'unité
		7. Développement de la collection	Bibliothèque de l'unité
		8. Directives individuelles	Bibliothèque de l'unité
		9. Conseils au personnel enseignant sur la bibliographie thématique	Bibliothèque de l'unité
		10. Formation sur les compétences en matière d'information	Bibliothèque de l'unité
	2. Gestion des œuvres muséales		
	3. Gestion des collections des musées	11. Gestion de la documentation de la collection	Musée des sciences naturelles
		12. Gestion de la conservation de la collection	Musée des sciences naturelles
		13. Gestion de la recherche des collections	Musée des sciences naturelles
		14. Gestion de la communication de la collection	Musée des sciences naturelles
		15. Gestion de la collecte des données	Musée des sciences naturelles
		16. Gestion de l'insertion des données dans la base de données	Musée des sciences naturelles
		17. Gestion curatoriale des collections	Musée des sciences naturelles
		18. Gestion des expositions	Musée des sciences naturelles
		19. **Gestion de la mise en œuvre de l'action éducative**	Musée des sciences naturelles
		20. Gestion curatoriale des collections	Musée des sciences naturelles
		21. Gestion de la collecte et de l'élimination	Musée des sciences naturelles
		22. Gestion de l'évaluation des activités	Musée des sciences naturelles

4. Gestion des documents	23. Préparation de la correspondance officielle	Unité d'évaluation - NAU
	24. Préparation de la correspondance officielle	Conseiller les directions
	25. Préparation de l'ordonnance interne	Conseiller les directions
	26. Préparation du procès-verbal	Tous les secteurs de l'unité, du corps auxiliaire et de la Préfecture de l'Université
	27. Élaboration de l'invitation	Conseiller les directions
	28. Préparation des rapports de réunion	Conseiller les directions
	29. Gérer l'élimination des documents	Tous les secteurs de l'unité, du corps auxiliaire et de la Préfecture de l'Université
	30. Gestion et archivage des documents	Tous les secteurs de l'unité, du corps auxiliaire et de la Préfecture de l'Université
	31. Drafting des échanges	Coordination de l'EAD
	32. Rédaction de lettres de la coordination du cours	NACAD/ COMGRAD EAD
	33. Recevoir et envoyer des documents (preuves, certificats) EAD	Conseiller les directions
	34. Rédaction des documents officiels de COMGRAD.	COMGRADs
	35. Suivi du flux de documents (protocole/malote/SEI)	Conseiller les directions

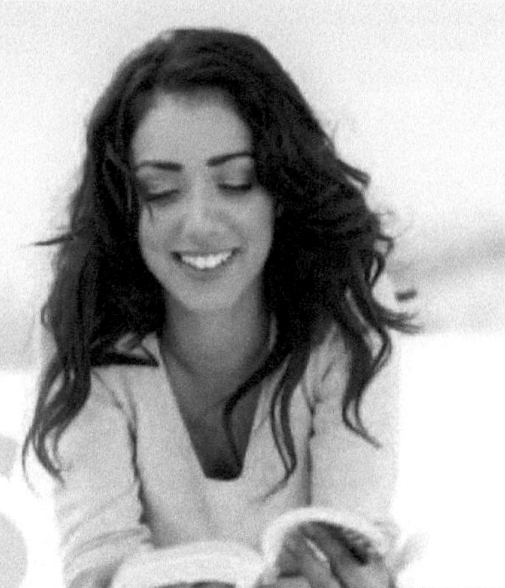

yes
I want morebooks!

Buy your books fast and straightforward online - at one of world's fastest growing online book stores! Environmentally sound due to Print-on-Demand technologies.

Buy your books online at
www.morebooks.shop

Achetez vos livres en ligne, vite et bien, sur l'une des librairies en ligne les plus performantes au monde!
En protégeant nos ressources et notre environnement grâce à l'impression à la demande.

La librairie en ligne pour acheter plus vite
www.morebooks.shop

KS OmniScriptum Publishing
Brivibas gatve 197
LV-1039 Riga, Latvia
Telefax: +371 686 204 55

info@omniscriptum.com
www.omniscriptum.com

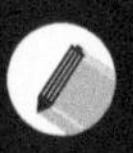

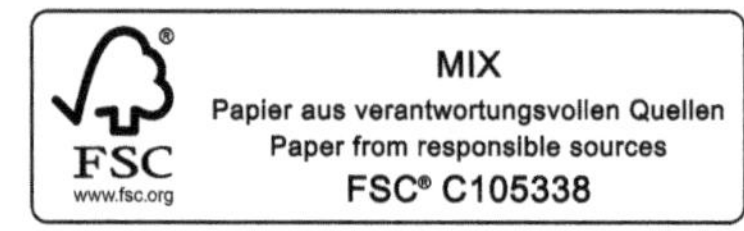

Printed by Books on Demand GmbH, Norderstedt / Germany